E. von der Lohe

Koronare Herzkrankheit bei Frauen

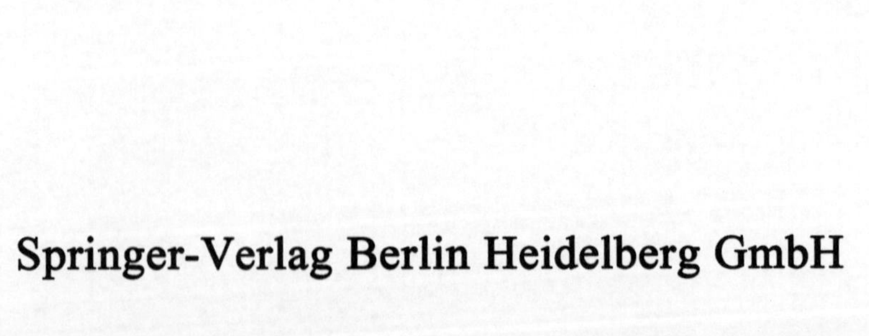

Springer-Verlag Berlin Heidelberg GmbH

E. von der Lohe

Koronare Herzkrankheit bei Frauen

Prävention – Diagnostik – Therapie

Mit 37 Abbildungen und 34 Tabellen

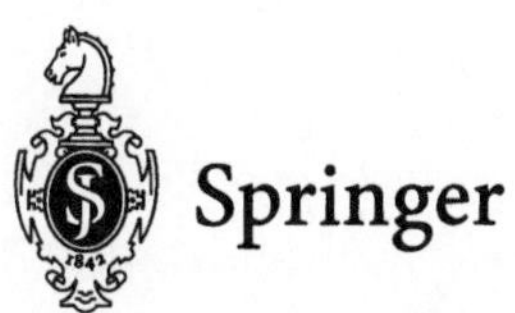

Dr. Elisabeth von der Lohe
Associate Professor of Cardiology
Chief of Cardiology
Wishard Health Services
Krannert Institute of Cardiology
1800 N. Senate Blvd.
Indianapolis, IN 46202
USA
e-mail: evonderl@iupui.edu

ISBN 978-3-540-42051-4

Die Deutsche Bibliothek – CIP-Einheitsaufnahme

Lohe, Elisabeth von der: Koronare Herzkrankheit bei Frauen: Prävention – Diagnostik – Therapie / Elisabeth von der Lohe. – Berlin; Heidelberg; New York; Barcelona; Hongkong; London; Mailand; Paris; Tokio: Springer, 2002
ISBN 978-3-540-42051-4 ISBN 978-3-642-56041-5 (eBook)
DOI 10.1007/978-3-642-56041-5

http://www.springer.de/medizin

Umschlag: de'blik, Berlin
Satz: Goldener Schnitt, Sinzheim

SPIN: 10834566 22/3130 – 5 4 3 2 1 0

Geleitwort

Bis vor kurzem wurde die koronare Herzkrankheit (KHK) als eine Krankheit gesehen, die überwiegend beim Mann vorkommt. Dieses Missverständnis hatte häufig eine nur unzureichende Behandlung von Frauen mit KHK zur Folge. Wir wissen heute, dass diese Krankheit ein vorrangiges Problem v. a. der älteren Frauen darstellt. Nicht nur die Anzahl der Frauen mit KHK ist höher als bisher angenommen, es bestehen auch bedeutende geschlechtsbezogene Unterschiede in der Diagnose und Therapie.

Dieses Buch ist kompetent, zeitgemäß und notwendig im Hinblick auf die Tatsache, dass Ärzte zunehmend Frauen höheren Alters versorgen werden. Der klinisch tätige Arzt sollte daher die profunden und zahlreichen Unterschiede der KHK zwischen Mann und Frau kennen.

Frau von der Lohe diskutiert diese Unterschiede mit gebührendem Detail. Medizinisches Wissen ist in einem ständigen Fluss. Es ist daher für den praktizierenden Arzt von außerordentlicher Bedeutung, sich mit den sich fortwährend wandelnden Methoden der Diagnose und Behandlung der KHK vertraut zu machen. Die Autorin ist für dieses Thema geradezu prädestiniert: Sie leitet die „Women's Health Clinic" am „Indiana University Medical Center" und ist Expertin auf dem Gebiet der Echokardiographie und interventionellen Kardiologie. Es ehrt mich, dieses Geleitwort schreiben zu dürfen. Ich bin sicher, dass dieses Buch auf lange Sicht das Verständnis für die Betreuung von Frauen mit KHK verbessern wird.

Harvey Feigenbaum
Distinguished Professor of Medicine,
Director, Echocardiography Laboratories
Indiana University School of Medicine
Senior Research Associate
Indianapolis, United States

Foreword

Until recently coronary artery disease was thought to be primarily a disease in men. This misconception has led to a great deal of misunderstanding and mismanagement of women who have coronary heart disease. We now know that coronary heart disease is a major problem in women. Not only is the frequency of coronary artery disease in women higher than previously appreciated, but in women this disease also has some unique management differences that must be understood. This book is appropriate, timely and necessary, as physicians are responsible for our increasingly aging population. Thus, it will be important to know the issues that relate to women and coronary heart disease. The differences between men and women in patients with coronary heart diesase are quite numerous and profound.

Dr. von der Lohe discusses these differences and the appropriate management in depth. Our knowledge is changing rapidly, and it is essential for clinicians to be kept up-to-date as to how best to manage women who suffer from this problem. Dr. von der Lohe is a very appropriate person to address this issue since she not only runs a women's health clinic, but also is actively involved in the most frequently used diagnostic and therapeutic efforts at managing coronary artery disease, namely, echocardiography and both diagnostic and interventional cardiac catherization.

I am honored to be asked to write this introduction. I am certain that this text will go a long way toward improving our understanding and management of women with coronary heart disease.

Harvey Feigenbaum
Distinguished Professor of Medicine,
Director, Echocardiography Laboratories
Indiana University School of Medicine
Senior Research Associate
Indianapolis, United States

Vorwort

Noch immer herrscht die Meinung, die koronare Herzkrankheit sei vorwiegend eine Krankheit der Männer. Tatsache aber ist, dass Frauen wie Männer gleichhäufig an der koronaren Herzkrankheit sterben und diese bei Frauen über 75 Jahre sogar die führende Todesursache ist. Nur das altersabhängige Auftreten ist unterschiedlich: Frauen entwickeln eine koronare Herzkrankheit im Durchschnitt 10 Jahre und einen Myokardinfakrt 20 Jahre später als der Mann, zeitlich korrelierend mit dem natürlichen Abfall des Östrogenserumspiegels mit Beginn der Menopause. Mit weiter steigender Lebenserwartung der Frau wird die koronare Herzkrankeit an Bedeutung zunehmen, da nicht wenige Frauen heute bis zu 40 Jahren nach der Menopause leben! Dieser hohe Stellenwert der Krankheit ist vielen Ärzten nicht klar. Das hat nicht nur zur Folge, dass die Diagnose „koronare Herzkrankheit" nicht oder zu spät gestellt wird, sondern auch, dass die koronare Herzkrankheit bei Frauen mit vermeidbarer erhöhter Morbidität und Mortalität vergesellschaftet ist.

Als sich im letzten Jahrzehnt des vergangenen Jahrtausends herausstellte, dass fundamentale biologische Unterschiede zwischen Mann und Frau ein geschlechtsspezifisches Vorgehen bei der Diagnosestellung und der Behandlung der koronaren Herzkrankheit erfordern, wurden erfreulicherweise immer mehr Frauen in Studien zur Untersuchung der noch bestehenden Unklarheiten aufgenommen. Allein in den letzten 4 Jahren stieg der Prozentsatz der an solchen Studien teilnehmenden Frauen von 24 auf 37% und wird wahrscheinlich in der nächsten Dekade 50% erreichen. Im gleichen Atemzug entstanden in den USA während dieser Zeit mehr und mehr Zentren, die sich auf die Diagnose und die Behandlung von Frauen mit koronarer Herzkrankheit spezialisiert haben. Als medizinische Leiterin eines solchen Zentrums wurde ich sehr oft gebeten, zum

Thema „koronare Herzkrankheit bei Frauen" zu sprechen. Angeregt durch die laufende Vortragsserie und auf Vorschlag von Herrn Dr. Udo K. Lindner – zum damaligen Zeitpunkt Leiter des Fachverlags beim Springer-Verlag – entstand letztlich dieses Buch.

Ich habe versucht, knapp, aber dennoch umfassend, die wichtigsten geschlechtsspezifischen Unterschiede sowohl bei der Diagnosestellung als auch bei der Therapie herauszustellen. Besonderer Wert wurde dabei auf die vom Mann unterschiedliche Beschwerdesymptomatik, auf die z. Zt. sehr umstrittene Hormontherapie und auf die Prävention gelegt, ohne die eine signifikante Senkung der Morbidität und Mortalität nicht möglich ist.

Elisabeth von der Lohe Indianapolis, im Sommer 2001

Inhaltsverzeichnis

1 Epidemiologie

Definition 1
Geschlechtsspezifische Mortalität 2
Alters-und geschlechtsbezogene Morbidität und Mortalität ... 3
Perzeption 5
Herzinfarktmortalität: Vergleich Frauen – Männer 6
Internationale Vergleiche und Klassenunterschiede 7
Das Monitoring-Cardiovascular-Disease-Projekt der Weltgesundheitsorganisation 10
Literatur 12

2 Kardiovaskuläre Risikofaktoren und deren Bedeutung für die Entstehung der koronaren Herzkrankheit bei der Frau

Rauchen 17
Dyslipidämie 18
Lipoprotein (a) 21
Diabetes mellitus 22
Insulinresistenz und „polycystic ovary syndrome" 23
Genetische Disposition 25
Arterielle Hypertonie 25
Körperliche Inaktivität 27
Übergewicht 28
Erhöhung des Homozysteinspiegels 29
Hochsensitives C-reaktives Protein 29
Frauenspezifische Risikofaktoren 31
Menopause 31
Orale Kontrazeptiva 32
Literatur 34

3 Pathophysiologie der KHK und Wirkung der Östrogene

Allgemeine Grundlagen 39
Plaqueentstehung und die Bedeutung der Plaques für die KHK 39
Wirkung der Östrogene 42
Östrogenwirkung auf vaskuläre Reaktivität und endotheliale Funktion 43
Östrogenwirkung auf den Fettstoffwechsel 45
Antioxidative Östrogenwirkung 46
Östrogenwirkung auf Entzündung 47
Östrogenwirkung auf Hämostase 47
Literatur 48

4 Stabile Angina

Definition und Pathophysiologie der Angina pectoris 51
Beschwerdebild 52
Prinzmetal-Angina 54
Syndrom X 54
Diagnostik 55
Elektrokardiogramm 56
Belastungsuntersuchungen 56
Elektronenstrahlcomputertomographie 66
Magnetresonanztomographie 66
Herzkatheteruntersuchung 67
Geschlechtsspezifische Unterschiede in der Anwendung von diagnostischen Herzkatheteruntersuchungen und invasiven Therapieformen 68
Medikamentöse Therapie 69
Betablocker 71
Nitrate 71
Kalziumkanalblocker 72
Interventionelle Therapie der stabilen Angina 73
PTCA und Stentimplantation 74
Geschlechtsspezifische Erfolgs- und Komplikationsraten der PTCA 76
Restenose 79

Adjunktive interventionelle Verfahren:
Rotablatortherapie, direktionale koronare
Atherektomie und Lasertherapie 79
Mehrgefäß-PTCA – Wann PTCA, wann Bypassoperation?
Vergleich in randomisierten Studien 80
Literatur 83

5 Akuter Myokardinfarkt

Progredienz der KHK von der stabilen Angina
zum Myokardinfarkt 87
Epidemiologie des akuten Myokardinfarktes 88
Pathophysiologie 90
Beschwerdebild des akuten Q-Wave-Infarktes 92
Stummer Infarkt 92
Symptomatischer Infarkt 93
Diagnostik 93
Anamnese 94
Elektrokardiogramm 95
Enzymdiagnostik 95
Kreatinphosphokinase und seine Isoform CK-MB 95
Therapie 96
Revaskularisationsmaßnahmen 97
Thrombolyse 97
Primäre PTCA 99
Therapiestrategie beim akuten Q-Wave-Infarkt:
Thrombolyse vs. primäre PTCA 100
Rescue-PTCA nach Thrombolysetherapie
des akuten Myokardinfarktes 101
Medikamentöse Therapie des Myokardinfarktes 102
Azetylsalizylsäure 102
Betablocker 103
Unfraktioniertes Heparin 103
Kalziumkanalblocker 104
ACE-Hemmer 104
Nitrate 104
Komplikationen 105

Prognose 107
Früh- und Spätletalität des akuten Myokardinfarktes bei der Frau 107
Mortalität bei der Lysetherapie des akuten Myokardinfarktes 109
Anwendung von invasiven Verfahren 112
Literatur 113

6 Das akute Koronarsyndrom (Non Q-Wave Infarkt/instabile Angina)

Beschwerdebild 120
Diagnostik 122
Therapie 123
Medikamentöse Therapie 124
Interventionelle Therapie beim akuten Koronarsyndrom 131
Literatur 135

7 Chirurgische Revaskularisation

Krankenhaussterblichkeit 140
Geschlechtsspezifische Komplikationen der Bypassoperation 142
Langzeitprognose 144
Indikation zur Bypassoperation 146
Vergleich der Bypassoperation mit der Mehrgefäßdilatation . 147
Literatur 148

8 Primär- und Sekundärprävention der KHK

Präventivmaßnahmen der Klasse I 153
Behandlung einer Dyslipidämie 153
Behandlung einer arterielle Hypertonie 161
Azetylsalizylsäure 166
Präventivmaßnahmen der Klasse II 168
Körperliche Aktivität 168
Gewichtskontrolle 172
Alkohol 172
Präventivmaßnahmen der Klasse III 173

Betakarotin 177
Präventivmaßnahmen auf einen Blick 177
Literatur 178

9 Hormontherapie

Hormonsubstitution als Primärprävention 183
Beobachtungsstudien 184
Hormonsubstitution als Sekundärprävention 187
Praktische Gesichtspunkte der Hormontherapie 191
Applikationsform und Dosierung 192
Kombinationstherapie Östrogen/Progesteron 194
Risiko des Mammakarzinoms bei der Hormonsubstitution .. 195
Risiko des Endometriumkarzinoms
bei der Hormonsubstitution 197
Risiko tiefer Beinvenenthrombose
und thrombembolischer Ereignisse 197
Östrogene und hochsensitives C-reaktives Protein 199
Biologische Wirkungen der Hormonsubstitution 200
Fettstoffwechsel und antioxidative Wirkung 200
Glukosestoffwechsel 202
Koagulationssystem 202
Vasoreaktivität 202
Wirkung auf Entzündungsparameter der Atherosklerose 203
Östrogene beim Mann 204
Selektive Östrogenrezeptormodulatoren 205
Literatur 207

10 Ausblick

Literatur 215

1 Epidemiologie

Die kardiovaskulären Erkrankungen stellen nach wie vor die führende Todesursache der industrialisierten Welt dar. Die dabei auftretende männliche Dominanz vor dem 75. Lebensjahr hat oft die Tatsache verschleiert, dass kardiovaskuläre Erkrankungen auch die führende Todesursache der Frau sind! In den Entwicklungsländern liegen Herz-Kreislauf-Erkrankungen an zweiter Stelle der Mortalitätsstatistik, nur wenig übertroffen von Infektionskrankheiten des Respirationstraktes. 1995 starben weltweit 15 Mio. Menschen an kardiovaskulären Krankheiten. Das entspricht rund 30% aller weltweiten und rund 50% aller Todesfälle in der westlichen Welt. Dabei waren 7 Mio. der kardiovaskulär bedingten Tode auf eine koronare Herzkrankheit (KHK), 4,6 Mio. auf zerebrovaskuläre Ereignisse zurückzuführen. 80% aller Todesfälle betrafen Menschen über 65 Jahre (WHO Statistik).

Definition

Die World Health Organization (WHO) definiert die koronare Herzkrankheit als „akute oder chronische verminderte Leistungsfähigkeit des Herzens, die durch eine Reduktion oder einen Stillstand myokardialer Blutzufuhr infolge Atherosklerose der Koronararterien verursacht wird". Die Atherosklerose der Koronararterien führt zu Plaquebildung und Stenosen. Die Ruptur eines atherosklerotischen Plaques mit nachfolgender Thrombusformation zieht einen kompletten oder partiellen Verschluss des betroffenen Gefäßes nach sich. Klinisch manifestieren sich diese Prozesse als

- Angina pectoris,
- instabile Angina,

- Myokardinfarkt,
- Herzinsuffizienz, Rhythmusstörungen und
- plötzlicher Herztod.

Obwohl die Definition der KHK weltweit gleich ist, bestehen von Land zu Land Unterschiede in der Kodierung der Krankheit und demzufolge in der Todesdiagnose, was einen signifkanten Einfluss auf die Sterbestatistik hat. Die meisten Statistiken beruhen auf Sterbeziffern, deren Zuverlässigkeit aus vielen Gründen in Frage gestellt werden muss. Hinzu kommt, dass viele Frauen vor der Krankenhausaufnahme am plötzlichen Herztod sterben und eine Sicherung der Diagnose nicht erfolgt.

Geschlechtsspezifische Mortalität

Kardiovaskuläre Erkrankungen sind die führende Todesursache der Frau! Sie sind für rund 50% aller Todesfälle verantwortlich, insbesondere durch KHK und Schlaganfall. Kardiovaskulär bedingte Todesfälle sind häufiger als alle durch ein Karzinom bedingten Todesfälle zusammen (Abb. 1-1.)

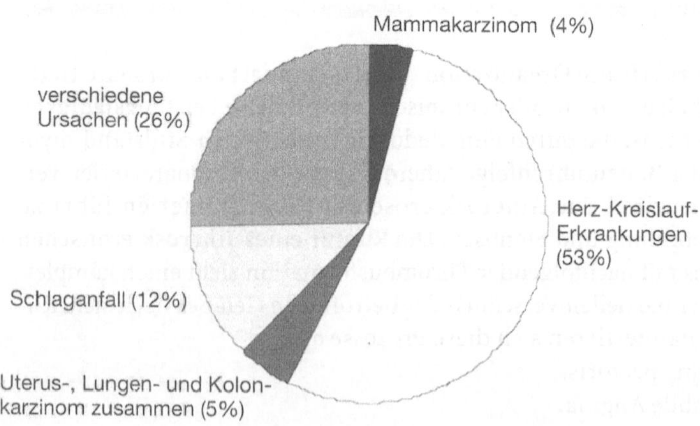

Abb. 1-1. Prozentualer Anteil verschiedener Krankheiten an der Gesamtsterblichkeit bei Frauen in Deutschland. (WHO Stastitik 1997)

In Deutschland starben im Jahre 1997 rund 244.000 Frauen (im Gegensatz zu 171.000 Männern) an Herz-Kreislauf-Erkrankungen, in den USA im Jahre 1995 ca. 500.000 Frauen und ca. 450.000 Männer. Rund 50% der Todesfälle aufgrund Herz-Kreislauf-Erkrankungen und rund 30% aller Todesfälle sind KHK-bedingt. Diese Zahlen überstiegen bei weitem die der Todesfälle durch Malignome: Im Gegensatz zu den 244.000 Todesfällen aufgrund kardiovaskulärer Krankheiten bei Frauen starben 18.000 Frauen am Mammakarzinom, an dem von Frauen am meisten befürchteten Malignom. Ein Lungenkarzinom mit tödlichem Ausgang hatten 8.700 Frauen und 2.000 starben am Uteruskarzinom. Die Wahrscheinlichkeit für eine Frau, im Laufe ihres Lebens an der KHK und ihren Folgeerkrankungen zu sterben, liegt bei 31%. Das Risiko, am Mammakarzinom zu sterben, liegt bei 2,8%.

Alters- und geschlechtsbezogene Morbidität und Mortalität

Die Inzidenz der KHK bei Frauen unterscheidet sich deutlich von der der Männer. Prinzipiell gilt, dass die Häufigkeit der KHK bei Frauen unabhängig vom Lebensalter geringer ist als bei Männern, mit zunehmendem Lebensalter nimmt dieser „Vorsprung" allerdings kontinuierlich ab. Laut Statistiken der WHO aus dem Jahre 1997 betrug die relative Todesrate infolge der KHK bei Männern im Alter von 65–74 Jahren 311 pro 100.000 Einwohner, bei Frauen dagegen nur 144. Nach dem 75. Lebensjahr steigt die Todesrate bei Männern um das ca. 5fache, bei Frauen jedoch um das 9fache! Dass absolut gesehen mehr Frauen als Männer an Herz-Kreislauf-Erkrankungen sterben, liegt daran, dass die durchschnittliche Lebenserwartung der Frau um ca. 7–8 Jahre höher liegt als die des Mannes und mit zunehmendem Alter der Anteil der lebenden Frauen an der Gesamtbevölkerung wächst. Bis zur 8. Dekade ist die altersbezogene Sterblichkeit für jede Altersgruppe bei Frauen geringer, nach dem 70. Lebensjahr kehren sich diese Verhältnisse jedoch um. So starben im Jahre 1997 in Deutschland 7.000 Männer zwischen 45 und 55 Jahren an kardiovaskulären Erkrankungen, aber nur 2.000 Frauen in der gleichen Altersgruppe. In der Altersgruppe der 65- bis 75-Jährigen waren es 44.000 Männer und schon 30.000 Frauen. Nach dem 75. Lebensjahr

Tabelle 1-1. Nach Alter und Geschlecht geordnete Todesraten in Deutschland (pro 100.000 Einwohner). (WHO Statistik 1997)

	Kardiovaskuläre Erkrankungen	Myokardinfarkt	KHK
Männer 65–74	43.899 (1.399)	14.404 (459)	9.763 (311)
Frauen 65–74	30.401 (712)	7.667 (179)	6.158 (144)
Männer >75	93.120 (5.790)	17.888 (1.112)	23.750 (1.477)
Frauen >75	201.892 (5.169)	26.334 (674)	49.090 (1.257)

starben 93.000 Männer, aber 202.000 Frauen an Herz-Kreislauf-Erkrankungen (Tabelle 1-1).

Zahlreiche Studien der letzten 30 Jahre, die überwiegend bei Männern mittleren Lebensalters durchgeführt wurden, ließen den Schluss zu, die KHK trete überwiegend bei Männern auf. Frauen sind aber zum Zeitpunkt der Erkrankung lediglich 10 Jahre und zum Zeitpunkt eines Herzinfarktes 20 Jahre älter als Männer. Bei der Frau ist die KHK definitiv eine Krankheit des höheren Lebensalters. Wie oben gezeigt, sterben vor dem 75. Lebensjahr proportional gesehen wesentlich mehr Männer als Frauen an Herz-Kreislauf-Erkrankungen (Abb. 1-2). Dieser Unterschied ist im jüngeren Lebensalter besonders offensichtlich. So liegt z. B. das Verhältnis Mann:Frau bei 5,3:1 bei den 35- bis 44-Jährigen und nur noch bei 1,5:1 bei den 55- bis 64-Jährigen. In Bezug auf die Prävalenz heißt das: 1 von 9 Frauen im Alter zwischen 45 und 64 Jahren und 1 von 3 Frauen im Alter über 65 weist eine KHK auf. Bedenkt man, dass immer mehr Frauen bis zu 40 Jahre! nach der Menopause (dem Zeitpunkt, an dem die KHK signifikant zunimmt) leben und im Jahre 2025 ca. 390 Mio. Frauen älter als 65 Jahre sein werden, wird die Bedeutung der koronaren Herzkrankheit als gesundheitsökonomischer und gesundheitpolitischer Faktor deutlich.

Die KHK ist aber nicht nur eine wesentliche Todesursache der Frau, sie ist auch für zahlreiche Krankenhausaufenthalte und letztlich auch körperliche Behinderungen verantwortlich. Kardiovaskuläre Erkrankungen sind bei Frauen die vorherrschende Ent-

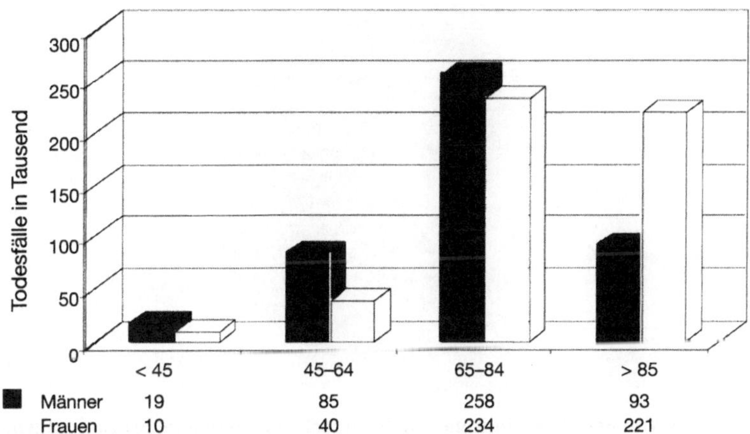

Abb. 1-2. Alters- und geschlechtsabhängige kardiovaskuläre Sterblichkeit in den USA. (American Heart Association 1998, Web site)

lassungsdiagnose nach Krankenhausaufenthalten. Bereits 36% aller Frauen im Alter zwischen 55 und 64 Jahren und 55% aller Frauen >75 Jahre sind durch KHK in ihrer körperlichen Leistungsfähigkeit signifikant eingeschränkt.

Perzeption

Im scharfen Gegensatz zu diesen statistischen Daten steht die Perzeption. Eine 1995 durchgeführte Umfrage fand heraus, dass 4 von 5 Frauen und 1 von 3 Allgemeinärzten nicht wussten, dass kardiovaskuläre Erkrankungen die führende Todesursache bei Frauen sind. Sowohl Frauen als auch eine Vielzahl an Ärzten sind noch immer der Meinung, dass das Mammakarzinom die größte Gesundheitsbedrohung der Frau ist (Abb. 1-3).

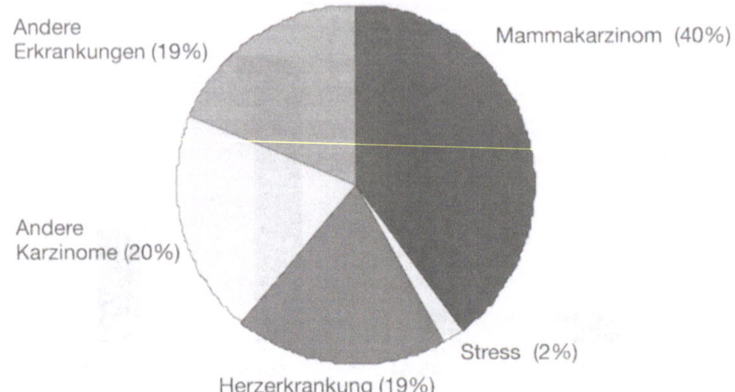

Abb. 1-3. Von Frauen als führende Todesursachen angesehene Erkrankungen. (Ergebnisse einer Gallup-Umfrage 1995. Persönliche Mitteilungen von Lilly, E, Pharmazeutische Industrie)

Herzinfarktmortalität: Vergleich Frauen – Männer

Ganze 40% aller Myokardinfarkte bei Frauen enden tödlich und 67% aller plötzlichen Herztode treten bei Frauen ohne Anamnese einer KHK auf. In Deutschland starben im Jahre 1997 7.600 Frauen, dagegen 14.400 Männer im Alter zwischen 65 und 74 Jahren an einem Myokardinfarkt. Nach dem 75. Lebensjahr waren es hingegen 26.300 Frauen, aber nur 17.800 Männer (s. auch Tabelle 1-1). Trotzdem ist die Zahl der relativ jungen Frauen (<65 Jahren), die an einem Infarkt starben, nicht unerheblich (3.500). Davon waren sogar 27% nicht älter als 55 Jahre.

Aus den USA kommen ähnliche Statistiken. Vor dem 60. Lebensjahr hat nur 1 von 17 Frauen in den USA einen Infarkt erlitten, jedoch 1 von 5 Männern. Es sterben aber jährlich rund 20.000 Frauen unter 65 Jahren an einem Infarkt. Auch hier sind 30% davon jünger als 55 Jahre. Wie bereits für die Letalität aller kardiovaskulären Erkrankungen gezeigt werden konnte, ist zwar die absolute Zahl der am Myokardinfarkt sterbenden Frauen hoch, die relative Zahl jedoch weiterhin geringer als bei den Männern. Von 100.000 Patienten starben 459 Männer und 179 Frauen zwischen 65 und 74 Jahren und 1.112 Männer und 674 Frauen über 75 Jahren am Myokardinfarkt.

Nach Angaben des Statistischen Bundesamtes (1999) ist seit 1972 eine Abnahme der Herzinfarktletalität bei Männern zu verzeichnen, die der Frauen ist gleichbleibend bzw. leicht zunehmend.

Die Wahrscheinlichkeit, an einem Infarkt zu sterben, ist für eine Frau weitaus höher als für einen Mann. Bei näherer Betrachtung der Daten wird jedoch deutlich, dass Frauen zum Zeitpunkt des Infarktes älter sind und mehr Begleiterkrankungen wie Hypertonie, Diabetes mellitus und Hyperlipidämie aufweisen. Nach statistischer Einbeziehung dieser Variablen wird klar, dass überwiegend (jedoch nicht ausschließlich) das Alter und die Risikofaktoren für die höhere Mortalität verantwortlich sind.

Internationale Vergleiche und Klassenunterschiede

Seit Ende der 60er Jahre ist in den meisten europäischen Ländern bei Männern und Frauen und in den USA nur bei Männern eine langsame, aber kontinuierliche Abnahme der kardiovaskulären Mortalität zu verzeichnen. Bei Frauen in den USA ist dieser Trend aber nicht vorhanden. Hier nimmt die kardiovaskuläre Sterblichkeit sogar zu (Abb. 1-4). In den meisten europäischen Ländern hingegen nimmt die kardiovaskuläre Mortalität durchschnittlich um 1,5% pro Jahr ab, wobei die Abnahme bei Frauen ausgeprägter ist als bei Männern. Ausnahmen sind die zentraleuropäischen Länder wie Russland, Ungarn, Tschechien, die Slowakei und die Länder des ehemaligen Jugoslawien, Polen und Ostdeutschland, in denen sogar eine Zunahme an kardiovaskulärer Mortalität nachweisbar ist (Abb. 1-5).

Interessanterweise weichen die verschiedenen Länder enorm voneinander ab, die Korrelation zwischen Mann und Frau bleibt jedoch unabhängig vom Land erhalten. Das heißt, in Ländern mit hoher Rate an KHK beim Mann findet man auch eine vergleichbar hohe Rate bei der Frau und umgekehrt. So ist z. B. bei einer Frau aus den osteuropäischen Ländern die Wahrscheinlichkeit, an der KHK zu sterben, 6-mal höher als bei einem Mann in Japan. Es wird deutlich, dass Umweltfaktoren eine entscheidende Rolle spielen, mehr als genetische Disposition und geographische Lage. Unterstützt wird dieser Gedanke von der Tatsache, dass selbst Länder, die geographisch eng beieinander lie-

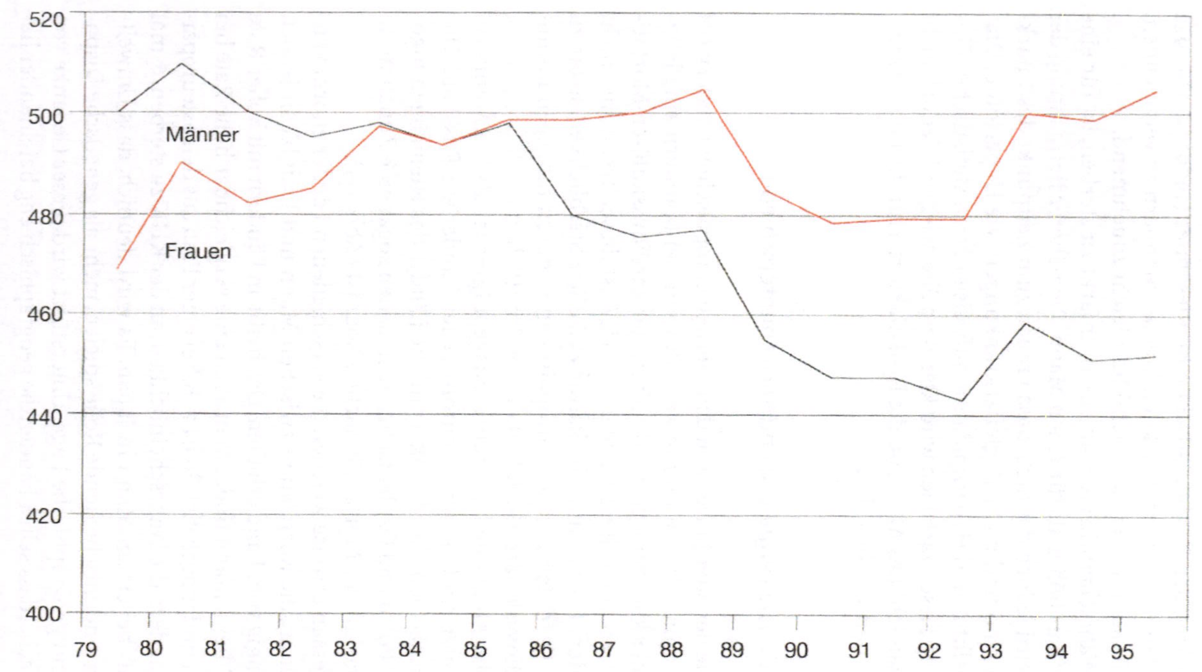

Abb. 1-4. Zeittendenzen kardiovaskulärer Sterblichkeit bei Frauen und Männern in den USA von 1979–1995. (Mod. nach Mosca et al. 1997)

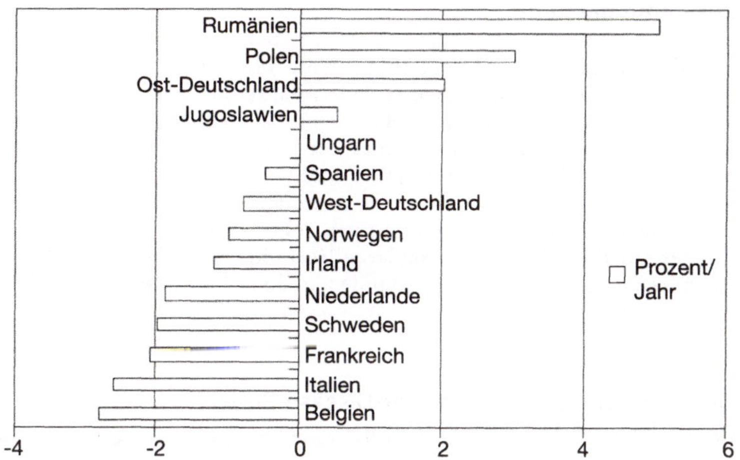

Abb. 1-5. Jährliche prozentuale Ab-/Zunahme an kardiovaskulärer Mortalität bei Frauen in Europa von 1970–1992. (Mod. nach Sans et al. 1997)

gen (z. B. Deutschland und Belgien), ausgeprägte Unterschiede in Mortalitätsraten aufweisen. Ein weiterer Beweis der „Umwelttheorie" sind die ersichtlichen Zeittendenzen: sowohl in den USA als auch in England – den Ländern mit der höchsten Rate an KHK zwischen 1950 und 1954 – nimmt die Inzidenz an KHK seit 20 Jahren ständig ab, während sie in den osteuropäischen Ländern dramatisch zunimmt. Studien an Immigranten tragen zu weiterer Sicherung der „Umwelttheorie" bei: die Inzidenz der KHK bei Japanerinnen, die in den USA leben, ist doppelt so hoch wie die der Japanerinnen, die in Japan leben.

Darüber hinaus konnte gezeigt werden, dass die altersspezifische Mortalität vom sozioökonomischen Lebensstil abhängig ist, wobei die höchste Mortalität in den niedrigsten sozialen Klassen gefunden wird.

Welche Faktoren auch immer Mortalitätsunterschiede in den verschiedenen Ländern bewirken, ihr Einfluss ist überwiegend geschlechtsunabhängig. Sie betreffen gleich viel Frauen wie Männer zur gleichen Zeit und im gleichen Ausmaß. Eine Ausnahme stellen die USA dar (s. oben und in der Zusammenfassung), wo die kardiovaskuläre Sterblichkeit bei Frauen nicht in dem Maße abnimmt wie bei Männern – sondern sogar zunimmt.

Zusammenfassung

Kardiovaskuläre Erkrankungen bleiben die führende Todesursache der Frau und sind für rund 50% aller Todesfälle verantwortlich. Trotz dieser Tatsache wird die KHK weiterhin – von Frauen und Ärzten – als eine Erkrankung des Mannes betrachtet. Frauen sind aber lediglich zum Zeitpunkt der Erkrankung 10 Jahre und zum Zeitpunkt eines Herzinfarktes 20 Jahre älter als Männer. Nach dem 75. Lebensjahr sterben sogar mehr Frauen als Männer an den Folgen einer KHK. Trotz weltweiter Abnahme der kardiovaskulären Mortalität ist bei Frauen in vielen Ländern dieser Trend nicht vorhanden; in den USA nimmt die kardiovaskuläre Sterblichkeit sogar zu.

Das Monitoring-Cardiovascular-Disease-Projekt der Weltgesundheitsorganisation

Die Ursache(n), warum weltweit die Zahl der kardiovaskulär bedingten Todesfälle abnimmt, ist (sind) unklar. Mögliche Erklärungen sind eine Reduktion der Inzidenz der kardiovaskulären Erkrankungen und/oder der pro Erkrankung auftretenden Todesfälle. Veränderungen des kardiovaskulären Risikoprofils in der Bevölkerung (z. B. veränderte Rauchgewohnheiten) und eine gleichzeitige Verbesserung der Therapie (neue antihypertensive Medikamente, Einführung der Thrombolyse beim akuten Herzinfarkt) können diese Trendwende verursacht haben. Zur Klärung, welche Faktoren (verändertes Risikoprofil und/oder verbesserte Therapie) zur Reduktion der kardiovaskulären Letalität geführt haben, wurde Mitte der 80er Jahre von der Weltgesundheitsorganisation (WHO) das sog. WHO-MONICA-(MONItoring-CArdiovascular-Disease-)Projekt initiiert.

Das WHO-MONICA-Projekt ist die größte und längste Studie, die jemals zur Epidemiologie der KHK durchgeführt wurde. Zentrale Fragestellungen waren:

1. Warum nimmt die Häufigkeit der KHK in einigen Ländern ab in anderen dagegen zu?
2. Können die Änderungen in ihrem Auftreten primär auf eine Änderung der 4 klassischen Risikofaktoren (Zigarettenrauch, erhöhter Blutdruck, Hypercholesterinämie, Übergewicht) oder auf verbesserte Therapiemodalitäten zurückgeführt werden?

Insgesamt wurden 7 Mio. Männer und Frauen im Alter zwischen 35 und 64 Jahren aus 21 Ländern (überwiegend aus Europa, 3 aus Asien, 2 aus Nordamerika) in die Studie einbezogen. Innerhalb der jeweiligen Länder wurden die Studienteilnehmer nochmals nach geographischen und ethnischen Kriterien in Untergruppen (Populationen) unterteilt. Die Studiendauer betrug 10 Jahre (Mitte 1980 bis Mitte 1990). Faktoren, deren Einfluss auf die Inzidenz und die Letalität der KHK untersucht wurden, waren

- das Vorliegen einer oder mehrerer der 4 klassischen Risikofaktoren,
- die Häufigkeit der Anwendung von koronarer Bypassoperation und Thrombolyse
- die Häufigkeit der Einnahme von Aspirin, Betablockern und ACE-Hemmern.

Folgende, im Hinblick auf geschlechtsspezifische Unterschiede relevante Daten wurden erhoben:

1. Die Inzidenz der KHK nahm im Durchschnitt ab, allerdings war dieser Trend bei Männern ausgeprägter, ganz im Gegensatz zu Berichten der „Task Force of the European Society of Cardiology on Cardiovascular Mortality and Morbidity Statistics" für den Beobachtungszeitraum von 1970 bis 1992.
2. Die Risikofaktoren Rauchen, arterielle Hypertonie und Hyperlipidämie nahmen in fast allen Populationen ab (mit Ausnahme einiger osteuropäischer Länder). Der Body-mass-Index nahm jedoch in den meisten Populationen zu, insbesondere bei Männern. Bei Frauen lag eine stärkere Variationsbreite vor. Die Abnahme der Risikofaktoren war bei Männern stärker ausgeprägt als bei Frauen, insbesondere stellten mehr Männer als Frauen das Rauchen ein.

Die kardiovaskuläre Mortalität ging geschlechtsunabhängig überwiegend als Folge einer verminderten Inzidenz an KHK und nicht einer verminderte Letalität zurück (Tunstall-Pedoe et al. 2000). Unerwartet bestand bei beiden Geschlechtern allerdings nur eine schwache Korrelation zwischen Abnahme der Risikofaktoren und der Inzidenz und Letalität der KHK (Kuulasmaa et al. 2000). Trotzdem war die Korrelation bei Frauen ausgeprägter als bei Männern. Die generelle

Abnahme der kardiovaskulären Mortalität war nur teilweise durch eine Modifikation der Risikofaktoren bedingt. Die Anwendung neuerer Therapiemodalitäten und sekundäre Präventionsmaßnahmen zeigten hingegen eine starke Korrelation mit der Abnahme kardialer Ereignisse.

Insgesamt bleiben viele Fragen offen. Primär- und Sekundärprävention und v. a. verbesserte medikamentöse Therapien tragen zwar entscheidend zur Senkung der kardiovaskulären Mortalität bei, sie sind aber nicht in der Lage, die – bis auf wenige Ausnahmen und mit einem starken Ost-West-Gefälle – Reduktion der KHK in industrialisierten Ländern zu erklären.

Literatur

American Heart Association (2001) Heart and stroke statistical update. American Heart Association 2000, Dallas/TX, American Heart Association Web site. Statistics. http://www.amcericanheart.org

Brett KM, Madans JH (1995) Long-term survival after coronary heart disease: comparisons between men and women in a national sample. Ann Epidemiol 5:25–32

Centers for Disease Control (1992) Coronary heart disease incidence, by sex-United States, 1971–1987. MMWR Morb Mortal Wkly Rep 41(SS-2):526

Khaw KT (1999) Epidemiology of Coronary Heart Disease in Women. In: Julian DG, Wenger NK (eds) Women and Heart Disease. Dunitz, London, pp 7–20

Kuulasmaa K, Tunstall-Pedoe H, Dobson A et al. (2000) Estimation of contribution of changes in classic risk factors to trends in coronary-event rates across the WHO MONICA Project populations. Lancet 355:675–687

Mosca L, Manson JE, Sutherland SE, Langer RD, Manolio T, Barrett-Connor E (1997) Cardiovascular Disease in Women. A Statement for Healthcare Professionals From the American Heart Association. Circulation 96:2468–2482

National Center for Health Statistics (1991) Health: United States – 1990. U.S. Public Health Services, Centers for Disease Control, Hyattsville/MD

Pensky JL, JetteAM, Branch LG et al. (1990) The Framingham Disability Study: relationship of various coronary heart disease manifestations to disability in older persons living in the community. Am J Public Health 80:1363

Sans S, Kesteloot H, Kromhout D on behalf of the Task Force (1997) The burden of cardiovascular diseases mortality in Europe. Task Force of the European Society of Cardiology on Cardiovascular Mortality and Morbidity Statistics in Europe. Eur Heart J 18:1231–1248

Statistisches Bundesamt 1999, Web site http://www.statistik-bund.de

Tunstall-Pedoe H, Vanuzzo D, Hobbs M et al. (2000) Estimation of contribution of changes in coronary care to improving survival, event rates, and coronary heart disease mortality across the WHO MONICA Project populations. Lancet 355:688–700

Wenger NK (1997) Coronary heart disease in women: evolving knowledge is dramatically changing clinical care. In: Julian DG, Wenger NK (eds) Women and Heart Disease. Dunitz, London, p 21

WHO-Statistics. http://www-nt.who.int/whosis/statistics/

WHO Statistik 1997, Web site http://www.who.de

2 Kardiovaskuläre Risikofaktoren und deren Bedeutung für die Entstehung der koronaren Herzkrankheit bei der Frau

Die Prävalenz der koronaren Herzkrankheit (KHK) ist unabhängig vom Geschlecht eng mit den folgenden Risikofaktoren verbunden:
- Alter,
- genetische Belastung,
- Rauchen,
- Hypertonie,
- Dyslipidämie und
- Diabetes mellitus.

Die relative Wichtung jedes einzelnen Faktors ist jedoch geschlechtsspezifisch unterschiedlich. So üben z. B. Diabetes mellitus und das Rauchen bei Frauen einen größeren Einfluss auf die Entstehung einer KHK aus als bei Männern. Die Menopause – unabhängig davon, ob natürlich oder durch eine Ovarektomie entstanden – ist der stärkste geschlechtsspezifische Risikofaktor.

Die Prävalenz aller Risikofaktoren ist hoch und besonders ausgeprägt bei Frauen mit niedrigem sozioökonomischen Status und geringem Bildungsstand. Nur 30% aller Frauen weisen keinen Risikofaktor auf. 30% aller Frauen zwischen 20–74 Jahren haben eine arterielle Hypertonie, 25% eine Hyperlipidämie und Übergewicht und 25% aller Frauen rauchen. Mit zunehmendem Lebensalter ist ein Cross-over der Risikofaktoren vom männlichen zum weiblichen Geschlecht vorhanden. Während bei Männern Risikofaktoren häufiger in jüngeren Lebensjahren vorkommen als bei Frauen (vor allem arterielle Hypertonie und Hyperlipidämie), kehrt sich dieses Verhältnis mit höherem Lebensalter um. In den letzten 20 Jahren ist eine kontinuierliche Abnahme an kardiovaskulären Risikofaktoren bei Männern zu verzeichnen, im geringeren Maße hingegen bei Frauen. Sehr wahrscheinlich ist das durch die Tatsache bedingt, dass Ärzte bei

Männern den Risikofaktoren mehr Beachtung schenken und deshalb häufiger präventiv behandeln.

Das Missverständnis, die KHK sei eine Erkrankung des Mannes und nicht der Frau, ist möglicherweise der stärkste „Risikofaktor" für die Frau.

Allmählich findet sowohl bei Ärzten als auch bei den Patientinnen ein Umdenken statt, aber leider beeinflusst diese falsche Wahrnehmung noch immer die Prävention, die Diagnose und die Therapie. Solange nicht das Bewusstsein vorhanden ist, dass die KHK die größte Gesundheitsbedrohung für die Frau darstellt, bleibt es unwahrscheinlich, dass die Frau ihren Lebensstil zur Risikoreduktion ändert oder ärztliche Hilfe bei Auftreten von Symptomen sucht. Eine Senkung der Letalität und Morbidität ist nur dann möglich, wenn Patientinnen, Ärzte und die breite Öffentlichkeit die Bedeutung der KHK bei Frauen erkennen.

Bei den von der American Heart Association (AHA) erstellten Algorithmen zur Risikoabschätzung der KHK sind die geschlechtsspezifischen Wichtungen der Risikofaktoren inkorporiert, was die Bedeutung einer geschlechtsspezifischen Evaluierung unterstreicht (Grundy SM et al. 1999; Mosca L et al. 1999). Auch die von der AHA und dem American College of Cardiology erstellten Richtlinien zur Primär-und Sekundärprävention der KHK bei Frauen tragen den Geschlechtsunterschieden Rechnung (Abb. 2-1).

Trotz der unumstrittenen Bedeutung dieser Risikofaktoren kann nur in 30% aller kardiovaskulären Ereignisse ein Zusammenhang zu den klassischen Risikofaktoren hergestellt werden. Daher spielen wahrscheinlich andere Faktoren eine entscheidende Rolle. Diskutiert werden

- hämostasiologische Faktoren (u. a. Gerinnungsfaktor VII und VIII, Fibrinogen und PAI-1),
- Stoffwechselvariablen (u. a. Vitamin B und D),
- Entzündungsparameter (Leukozytenzahl, C-reaktives Protein, zirkulierende Adhäsionsmoleküle) und
- Infektionen (Chlamydia pneumoniae, Helicobacter pylori, Herpesviren, Zytomegalieviren).

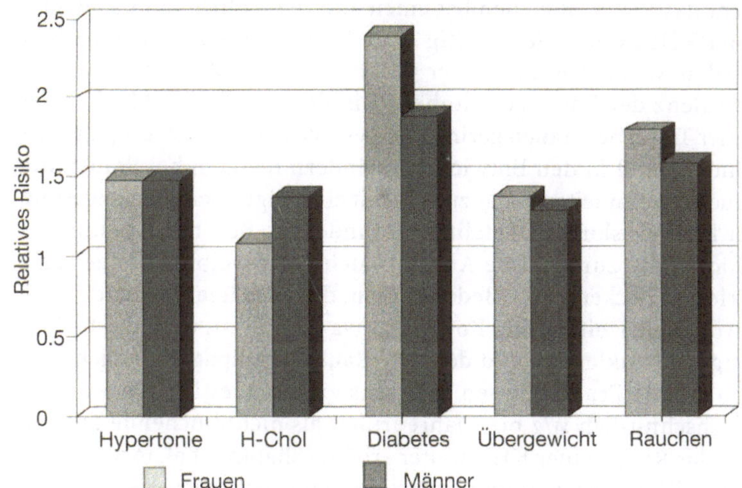

Abb. 2-1. Geschlechtsspezifisches relatives Risiko einer KHK aufgrund koronarer Risikofaktoren. H-Chol Hypercholesterinämie. (Mod. nach Centers of Disease Control 1992)

Das Rauchen stellt zahlenmäßig die bedeutendste vermeidbare Todesursache dar. Es ist für schätzungsweise 50% der vermeidbaren und für 25% der durch kardiovaskuläre Erkrankungen bedingten Todesfälle verantwortlich. Rauchen ist bei Frauen mit einem höheren Gesundheitsrisiko verbunden als bei Männern. Rauchen setzt den Zeitpunkt des ersten Myokardinfarktes bei Frauen stärker herab als bei Männern und erhöht das Risiko eines Infarktes – selbst bei prämenopausalen Frauen – um das 3fache.

Der gesundheitsschädingende Effekt hängt eindeutig davon ab, wieviel und wie lange geraucht wird; er ist besonders ausgeprägt, wenn vor dem 15. Lebensjahr mit dem Rauchen begonnen wurde. Das relative Risiko (RR) beträgt bei einem täglichen Zigarettenkonsum von 1–14 Zigaretten 2,1 und bei einem Zigarettenkonsum von mehr als 25 Zigaretten/Tag 6,0. Passivrauchen, das Rauchen von Zigaretten mit geringer Nikotinkonzentration und das Kauen von Tabak senkt nicht das Risiko. Rauchen hat einen additiven Effekt auf das Risiko einer KHK, wenn gleichzeitig orale Kontrazeptiva eingenommen werden, v. a. bei Frauen über 35 Jahren. Trotz der abnehmenden Prävalenz der Rauchgewohnheiten in den westlichen Ländern ist dieser Trend bei Frauen geringer (50 vs. 33%). In den osteuropäischen Ländern und in den Entwicklungsländern nehmen bei Frauen die Rauchgewohnheiten sogar zu, was mit einer signifikanten Steigerung der kardiovaskulären Letalität verbunden ist. Besonders beunruhigend ist die zunehmnde Anzahl rauchender weiblicher Teenager (Fried u. Becker 1993). Bedenkt man, dass die überwiegende Zahl davon gleichzeitig orale Kontrazeptiva einnimmt, wird die Bedeutung der Aufklärung und der Anti-Raucherkampagnen ersichtlich. Rauchende Frauen haben meistens eine vorzeitige Menopause, durchschnittlich 11/2 bis 2 Jahre früher als nichtrauchende Frauen, was das Risiko einer KHK weiter erhöht (Shapiro et al. 1979).

Das KHK-Risiko nimmt nach Einstellung des Rauchens rapide ab, unabhängig vom Lebensalter, von der Menge und der Dauer des Rauchens, selbst bei Patienten mit bereits vorhandener KHK. Nach 3–5 Jahren liegt das Risiko auf demselben Niveau wie bei Nichtrauchern.

Frauen haben größere Schwierigkeiten mit dem Rauchen aufzuhören als Männer, möglicherweise wegen der mit dem Rauchen verbundenen Gewichtsabnahme bzw. Gewichtskontrolle (Hermanson et al. 1988).

Dyslipidämie

Lipoproteine spielen eine bedeutende Rolle bei der Entstehung und der Ruptur der atherosklerotischen Plaques.

Die wichtigsten im Blut zirkulierenden Fette sind
- Cholesterin,
- Triglyzeride,
- freie Fettsäuren und
- Phospholipide.

Um einen Transport im Plasma zu gewährleisten, sind Cholesterin, Triglyzeride und Phospholipide an Apoproteine gebunden und bilden somit die Lipoproteine. Freie Fettsäuren werden durch Bindung an Albumin befördert.

Die Klassifikation der Lipoproteine erfolgt entweder nach ihrer Dichte, ihrer elektrophoretischen Beweglichkeit (Fredrickson-Einteilung) oder dem Proteinanteil. Die am meisten verbreitete Einteilung ist die nach der Dichte der Lipoproteine. Es gibt Chylomikronen, „very-low-density lipoprotein" (VLDL), „low-density lipoprotein" (LDL) und „high-density lipoprotein" (HDL). Die Homöostase des Cholesterinspiegels wird durch die Anzahl der hepatischen LDL-Rezeptoren geregelt. Zum Beispiel führt die Einnahme einer cholesterinhaltigen Mahlzeit zu einer verminderten Produktion von LDL-Rezeptoren und somit zu einer Hypercholesterinämie.

Eine Hypercholesterinämie besteht definitionsgemäß bei Plasmakonzentrationen >200 mg/dl, und zwar geschlechtsunabhänigig. Seit der Framingham-Studie ist bekannt, dass erhöhte Cholesterinspiegel mit einem erhöhten Risiko verbunden sind. Für Männer zwischen 30 und 49 Jahren mit einem Serumcholesterin von 240–259 mg/dl liegt das RR gegenüber einem Vergleichskollektiv mit normalen Cholesterinspiegeln bei 1,71. Bei einem Serumcholesterin >260 mg/dl ist das RR sogar auf 2,2 erhöht. Bei Frauen sind erhöhte Cholesterin- und LDL-Spiegel schwächer mit dem Risiko einer KHK assoziiert als bei Männern; es trifft überwiegend auf Frauen unter 65 Jahren zu (Tabelle 2-1). Bei Frauen ist das HDL für das Risiko einer KHK ausschlaggebend, wobei eine inverse Beziehung zwischen der Höhe des HDL und des Risikos besteht (Denke 1999; Miller 1994).

In allen epidemiologischen Studien konnte bislang kein unterer Stellenwert für das Cholesterin, unter dem eine Atherosklerose nicht mehr entstehen kann, angegeben werden. Bei Männern führt jede 1%ige Senkung des Cholesterinspiegels zu einer 2- bis 3%igen Risikoreduktion. Mehrere epidemiologische Studien fanden eine ähnliche Korrelation bei der Frau. Bislang liegen aber keine Daten randomisierter Studien bei Frauen vor.

HDL spielt eine entscheidende Rolle im Abtransport von Cholesterin aus dem Blut, hat antioxidantische Eigenschaften und übt einen positiven Einfluss auf die Endothelfunktion aus. Hohe HDL-

Tabelle 2-1. Assoziation von Dyslipidämie und koronarem Risiko. (Mod. nach Walsh 1999)

Relatives Risiko[a]	Gesamtcholesterin[b]	LDL[c]	HDL[d]
Frauen			
<65 Jahre	2,44	3,27	2,13
>65 Jahre	1,12	1,13	1,75
Männer			
<65 Jahre	1,73	1,92	2,31
>65 Jahre	1,32	1,51	1,09

[a] Daten von rund 86 000 Frauen, [b] Vergleich von Frauen mit Cholesterinwerten >240 mg/dl mit Frauen mit Werten <200 mg/dl, [c] Vergleich von Frauen mit LDL-Werten >160 mg/dl mit Frauen mit Werten <140 mg/dl, [d] Vergleich von Frauen mit HDL-Werten <50 mg/dl mit Frauen mit Werten >60 mg/dl

Spiegel (Norm 35–54 mg/dl) sind bei beiden Geschlechtern umgekehrt proportional mit dem Risiko einer KHK verbunden. Ein Anstieg des HDL um 10 mg/dl ist mit einer 40- bis 50%igen Risikoreduktion assoziiert. Die relative Bedeutung des HDL-Spiegels ist bei der Frau jedoch höher als beim Mann. Geringe HDL-Spiegel gehen bei der Frau mit einem besonders hohen Risiko einher. Frauen mit einem HDL- Spiegel unter 35 mg/dl haben ein doppelt so hohes Risiko, an der KHK zu sterben oder einen nicht tödlichen Myokardinfarkt zu erleiden als Männer mit gleichem HDL-Spiegel. Die am häufigsten mit einem niedrigen HDL verbundene genetische Fettstoffwechselstörung ist die familiäre Hypoalphalipoproteinämie, die in fast allen Fällen zu einer vorzeitigen KHK führt.

Frauen weisen während ihres gesamten Lebens höhere HDL-Spiegel auf als Männer (um ca. 10 mg/dl höher). Selbst nach der Menopause ist bei der Frau nur eine insignifikante Abnahme des HDL zu verzeichnen.

Im Gegensatz dazu haben prämenopausale Frauen zwar einen geringeren LDL-Blutgehalt als Männer, nach der Menopause steigt er aber dramatisch an und übersteigt oft den der Männer gleichen Alters. Dieser Anstieg des LDL und der gleichzeitig stetig zunehmende Anstieg des Gesamtcholesterins vom 30.–60. Lebensjahr bei der Frau erklärt einen Teil der erhöhten kardiovaskulären Morbidität und Mortalität der älteren Frau.

Nach den Richtlinien des „National Cholesterol Education Program“ (NCEP) ist das Verhältnis von Cholesterin zu HDL wesentlich genauer in der Risikoeinschätzung als der absolute Cholesterinwert. Ein Verhältnis <3,5 ist mit einem geringen Risiko, ein Verhältnis >7 mit einem hohen Risiko verbunden.

Die Hypertriglyzeridämie ist durch Plasmakonzentrationen >200 mg/dl definiert. Eine Hypertriglyzeridämie ist bei Frauen ein unabhängiger Risikofaktor für die KHK, insbesondere für die ältere Frau (Criqui et al. 1993; LaRosa 1997). Das Verhältnis von Serumtriglyzeriden zu HDL ist in der Regel umgekehrt proportional. Da eine Hypertriglyzeridämie häufig mit einem Diabetes mellitus oder anderen Dyslipoproteinämien verbunden ist, ist eine Abschätzung, wieviel jeder Risikofaktor allein zur Entstehung der KHK beiträgt, schwierig. Beispiel einer Hypertriglyzeridämie mit hohem KHK-Risiko ist die familiäre Hypertriglyzeridämie (Typ IV nach Fredrickson), die zusätzlich mit Glukoseintoleranz und Hyperurikämie vergesellschaftet ist.

Lipoprotein (a)

Lipoprotein (a) (Lp-a) hat strukturelle Ähnlichkeiten mit LDL und Plasminogen. Erhöhte Lp-a-Spiegel sind mit einer verminderten endothelabhängigen arteriellen Relaxation in Verbindung gebracht worden. Nach der Menopause nimmt die Lp-a-Serumkonzentration zu, was eine Assoziation zwischen endogenem Östrogenspiegel und Lipoprotein (a) vermuten lässt (Shlipak et al. 2000). Die Rolle des Lipoprotein (a) in der Risikoabschätzung der KHK bei der Frau wird jedoch weiterhin kontrovers diskutiert. Beim Mann wurde in mehreren großen Beobachtungsstudien gezeigt, dass ein Lp-a-Spiegel >30 mg/dl mit einem 3fach erhöhten Risiko einer KHK und mit einem erhöhten Restenoserisiko nach der perkutanen Koronardilatation verbunden ist. Die Framingham-Offspring-Studie fand auch bei Frauen eine Korrelation zwischen erhöhtem Lp-a-Spiegel und dem Risiko einer KHK (Bostom et al. 1994). Coleman et al. (1992) konnten diese Daten nicht bestätigen. Allerdings war diese Studie aus statistischer Sicht nicht geeignet, diese Frage mit Zuverlässigkeit zu beantworten.

Diabetes mellitus

Diabetes mellitus (unabhängig, ob insulinpflichtig oder nicht) eliminiert die prämenopausal vorhandene geschlechtsspezifische Kardioprotektion der Frau (Grundy et al. 1999; Jousilahti et al. 1999). Mit anderen Worten, das Risiko der KHK ist bei prämenopausalen diabetischen Frauen identisch mit dem nichtdiabetischer Männer. Im Vergleich zu Männern mit Diabetes haben gleichaltrige Frauen mit Diabetes mellitus jedoch ein signifikant höheres Risiko, eine KHK zu entwickeln (Tabelle 2-2).

Die kardiovaskuläre Mortalität einer diabetischen Frau ist im Vergleich zu einer nichtdiabetischen Frau um das 3- bis 7fache erhöht . Im Gegensatz dazu ist sie beim Mann mit Diabetes mellitus um das 2- bis 3fache erhöht. Dieser Tatbestand veranlasste die „American Heart Association" bei der Erstellung der Tabelle zur Errechnung des koronaren Risikos, den Diabetes mellitus bei Frauen doppelt so hoch zu wichten wie bei Männern (Grundy et al. 1999).

Tabelle 2-2. Geschlechtsabhängiges KHK-Risiko beim nichtinsulinpflichtigen Diabetes mellitus. (Mod. nach Howard et al. 1997)

Studie	Alter (Jahre)	RR bei Frauen	RR bei Männern
Framingham[a]	45–74	3,3	1,7
Evans County[b]	>22	2,8	1,0
Rancho[c] Bernado	40–79	3,5	2,4
Rochester[d]	>30	3,2	2,7
Strong Heart[e]	45–74	4,6	1,8

[a] Kannel Wb u. McGee DL 1979, [b] Heyden et al. 1980, [c] Barrett-Connor E u. Wingard DL 1983, [d] Elveback et al. 1986, [e] Howard et al. 1995

Die Nurses-Health-Studie fand eine verminderte Inzidenz eines Diabetes mellitus bei Frauen, die regelmäßig Sport trieben. Dies unterstreicht die Bedeutung regelmäßiger körperlicher Aktivität, insbesondere für Frauen mit einem hohen Risiko für Diabetes mellitus (z. B. Frauen mit Gestationsdiabetes oder einer starken genetischen Belastung).

Nichtinsulinpflichtiger Diabetes mellitus geht häufig mit Übergewicht, arterieller Hypertonie, Insulinresistenz und abdominaler Fettverteilung einher. Jeder dieser Faktoren allein ist bei der Frau ein unabhängiger Risikofaktor, eine KHK zu entwickeln, ganz im Unterschied zum Mann, bei dem nur die arterielle Hypertonie und die Insulinresistenz als Risikofaktoren gelten. Kausal mag dieser Risikokonstellation ein erhöhter Insulinspiegel zugrunde liegen.

Diabetes mellitus ist nicht nur mit einem erhöhten Risiko, sondern auch mit einer schlechteren Prognose nach Infarkt assoziiert. In der Framingham-Studie war das Risiko eines nichttödlichen Reinfarktes und die Letalität bei der diabetischen Frau um das 5,4fache höher als bei der nichtdiabetischen Frau. Im Gegensatz zur Frau war beim diabetischen Mann das Risiko um das 2,4fache erhöht. Die Wahrscheinlichkeit, dass diabetische Frauen einen Reinfarkt erleiden, ist doppelt so hoch im Vergleich zu nichtdiabetischen Frauen; die Gefahr einer Herzinsuffienz ist sogar um das 4fache erhöht (Jousilahti et al. 1999). Mehr Frauen als Männer, die sich einer PTCA oder Bypassoperation unterziehen müssen, sind Diabetiker, was die Erfolgsrate der Revaskularisationsmaßnahmen negativ beeinflusst.

Insulinresistenz und „polycystic ovary syndrome“

Normalerweise führt die Einnahme von Kohlenhydraten zur Insulinfreisetzung im Pankreas und hierdurch zu einer Glukoseaufnahme in Muskel- und Fettzellen. Bei Patienten mit Insulinresistenz ist die zur Normalisierung des Glukosespiegels erforderliche Insulinmenge höher als bei Gesunden. Bleibt der Glukosespiegel nach extremer Kohlenhydratzufuhr trotz des erhöhten Insulinspiegels vorübergehend erhöht, ist eine verminderte Glukosetoleranz vorhanden. Am Ende des Spektrums steht der Diabetes mellitus Typ II, bei dem selbst die Überproduktion von Insulin nicht mehr in der Lage ist, eine Normoglykämie zu erzielen.

Eine Hyperinsulinämie ist bei beiden Geschlechtern, selbst wenn noch kein Diabetes mellitus oder eine verminderte Glukosetoleranz vorliegt, ein unabhängiger Risikofaktor für die KHK.

Insulinresistenz und Hyperinsulinämie gehen häufig mit einer Vielzahl anderer Risikofaktoren einher (Laws et al. 1993):

- verminderte Glukosetoleranz,
- Diabetes,
- Hypertriglyzeridämie,
- Hyperurikämie,
- Hypertonie,
- niedriges HDL und
- hohes LDL.

Das „Insulinresistenzsyndrom" beschreibt das gleichzeitige Vorhandensein dieser Risikofaktoren (s. Übersicht).

Charakteristika des Insulinresistenzsyndroms

Übersicht

- Insulinresistenz
- Hyperinsulinämie
- Hypertriglyzeridämie
- Niedrige HDL-Serumkonzentration
- Hohe VLDL-Serumkonzentration
- Kleines, dichtes LDL
- Hyperurikämie
- Arterielle Hypertonie
- Abnorme Fibrinolyse

Bei Patienten mit Insulinresistenzsyndrom verbessert eine Gewichtsabnahme und/oder körperliche Aktivität (v. a. „aerobic fitness") die Insulinempfindlichkeit der Organe. Regelmäßige körperliche Aktivität reduziert die Inzidenz eines Diabetes mellitus Typ II.

Da sowohl das abdominale Übergewicht als auch die häufig damit verbundene körperliche Inaktivität vermehrt bei Frauen vorkommt, kann davon ausgegangen werden, dass mehr Frauen als Männer eine Insulinresistenz und Hyperinsulinämie aufweisen und somit einem höheren Risiko ausgesetzt sind. Leider liegen zu wenige Studien zu diesem Thema vor, um eindeutige Aussagen treffen zu können.

Ein spezifisch weibliches Syndrom, das durch Insulinresistenz und Hyperinsulinämie charakterisiert ist, ist das „polycystic ovary syndrome“ (PCO). Frauen mit PCO weisen neben ihrer Glukosestoffwechselstörung erhöhte Androgenspiegel und in vielen Fällen auch erhöhte Triglyzerid- und erniedrigte HDL-Spiegel auf (Dunaif et al. 1989; Robinson et al. 1996; Talbott et al. 1995). Aufgrund Cross-sectional-Studien haben Frauen mit POC und KHK angiographisch mehr und hochgradigere Stenosen als Frauen mit normaler ovarieller Funktion (Birdsall et al. 1997). Prospektive Studien zur Bestätigung dieser Befunde liegen aber noch nicht vor.

Genetische Disposition

Es liegt eine genetische Disposition (familiäre Belastung) zu einer KHK geschlechtsunabhängig vor, wenn bei Verwandten 1. Grades (Elternteil, Geschwister, Kind) bei Männern vor dem 55. Lebensjahr, bei Frauen vor dem 65. Lebensjahr eine KHK dokumentiert wurde. Die „Second Joint Task Force of European and Other Societies on Coronary Prevention“ empfiehlt bei Vorliegen einer familiären Belastung eine frühzeitige Untersuchung auf andere Risikofaktoren und entsprechende Präventionsmaßnahmen.

Arterielle Hypertonie

Nach Angaben der Weltgesundheitsorganisation besteht eine arterielle Hypertonie, wenn diastolische Blutdruckwerte über 90 mm Hg und systolische über 140 mm Hg vorliegen. Unabhängig vom Geschlecht besteht eine strenge Korrelation zwischen der Höhe des arteriellen Blutdrucks und der Inzidenz der KHK (Abb. 2-2). Eine arterielle Hypertonie erhöht das mit einer Hyperlipidämie, Rauchen, Diabetes mellitus und Übergewicht verbundene Risiko weiter (Bitt-

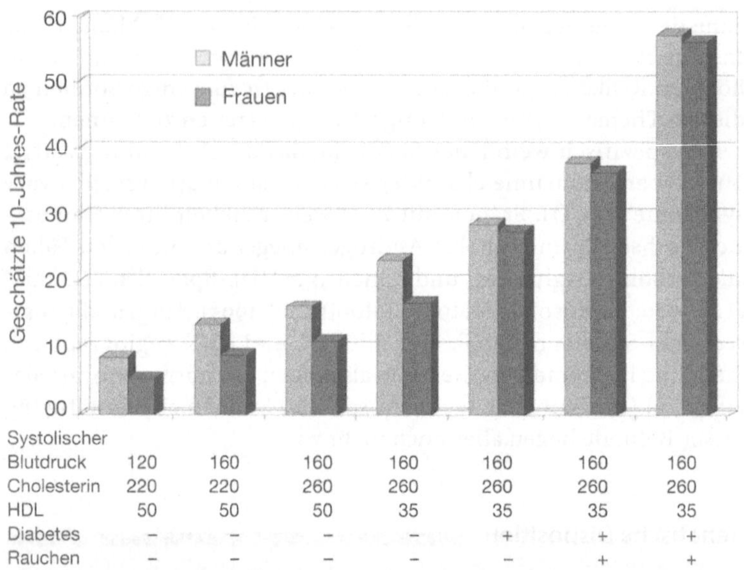

Abb. 2-2. Geschätztes KHK-Risiko über 10 Jahre in Abhängigkeit vom Vorliegen einer arteriellen Hypertonie und anderer kardiovaskulärer Risikofaktoren bei Männern und Frauen. *HDL* "high-density lipoprotein". (Mod. nach Anderson et al. 1991)

ner et al. 1993; Hayes u. Taler 1998). Laut „National Health and Nutrition Examination Survey" betrug die Prävalenz der arteriellen Hypertonie in den USA in dem Beobachtungszeitraum 1991–1994 ca. 75% bei Frauen und ca. 62% bei Männern im Alter zwischen 18 und 74 Jahren. Vor dem 45. Lebensjahr findet sich eine arterielle Hypertonie beim Mann häufiger als bei der Frau. Mit zunehmendem Lebensalter steigt zwar der Blutdruck bei beiden Geschlechtern, nach dem 60. Lebensjahr jedoch proportional stärker bei Frauen als bei Männern (Bittner u. Oparil 1993). 70% aller Frauen über 65 Jahre und 80% aller Frauen über 75 Jahre haben eine arterielle Hypertonie. Nach dem 80. Lebensjahr ist die altersspezifische Hypertonierate bei der Frau um 14% höher als beim Mann. Außerdem ist bei der Frau häufiger eine isolierte systolische Blutdruckerhöhung anzutreffen. Mitverantwortlich für das Auftreten einer arteriellen Hypertonie ist das oft gleichzeitig anzutreffende Übergewicht.

Eine linksventrikuläre Hypertrophie ist geschlechtsunabhängig mit einer erhöhten kardiovaskulären Morbidität und Letalität verknüpft, auch hier bei der Frau in einem stärkeren Ausmaß als beim Mann. Die jährliche Inzidenz einer Myokardhypertrophie ist bei Frauen mit milder arterieller Hypertonie doppelt so hoch wie bei Frauen mit normalen Blutdruckwerten. Bei mittelschwerer Hypertonie liegt die Inzidenz 10fach höher (beim Mann 4- bzw. 15fache Erhöhung). Eine frühzeitige und optimale Blutdruckkontrolle zur Vermeidung einer Hypertrophie ist daher von außerordentlicher Bedeutung.

Körperliche Inaktivität

Die körperliche Inaktivität ist ein unabhängiger Risikofaktor für Frauen. Je geringer der Bildungsstand und das Einkommen, desto geringer ist die körperliche Aktivität. Körperliche Aktivität ist mit einem günstigen Risikoprofil verbunden, v. a. mit höheren HDL-Spiegeln, geringeren Triglyzeridwerten und reduzierter Insulinresistenz (Kannel u. Wilson 1995).

Insgesamt konnten 43 epidemiologische Studien zeigen, dass körperlicher Ausgleich (z. B. leichte Gartenarbeit, gemütliches Fahrradfahren etc.) das Risiko einer KHK deutlich senkt. Leider wurden nur in 7 der 43 Studien auch Frauen einbezogen. Eine geschlechtsspezifische Analyse dieser Daten ergab jedoch, dass körperlich aktive Frauen ein um ca. 50% geringeres Risiko haben (Berlin u. Colditz 1990). Aufgrund der geringen Fallzahlen ist dies jedoch nur eine grobe Schätzung. Außerdem konnte gezeigt werden, dass geschlechtsunabhänigig auch 30- bis 45-minütiges schnelles Gehen 3-mal/Woche das kardiovaskuläre Risiko senkt. Das trifft auch für postmenopausale Frauen höheren Lebensalters zu (Lemaitre et al. 1995; Manson et al. 1991). Körperliche Aktivität hoher Intensität führt bei älteren Frauen jedoch häufiger zu Muskel- und Gelenkverletzungen als bei älteren Männern . Daher sind für diese Altersgruppe Aktivitäten von geringer bis mittelmäßiger Intensität vorzuziehen.

Übergewicht

Übergewicht besteht definitionsgemäß ab einem Body-mass-Index (BMI) von >25. Bei einem BMI>30 liegt massives Übergewicht vor. Der BMI (Einheit: kg/m^2) errechnet sich aus dem Körpergewicht in Kilogramm dividiert durch das Quadrat der Körpergröße in Metern. Zum Beispiel ist eine Frau, die 165 cm groß ist und 75 kg wiegt, d. h. einen BMI von 27,6 aufweist, übergewichtig. Der BMI wird dem Körpergewicht zur Risikoabschätzung vorgezogen, da er besser mit dem Gesamtfettanteil des Körpers korreliert.

Die Prävalenz des Übergewichts nimmt stark zu. In den USA sind 33% aller kaukasischen und 50% aller schwarzafrikanischen Frauen übergewichtig, besonders in den unteren sozioökonomischen Schichten. In Europa weisen 25% aller Patienten mit einer KHK einen BMI >30 kg/m^2 auf (Second Joint Task Force of European on Coronary Prevention 1998).

Frauen mit einem normalen BMI (<25) haben ein um 35–60% verringertes Herzinfarktrisiko (Abb. 2-3). Übergewichtige Frauen mit vorwiegend abdominal oder in der oberen Körperhälfte lokali-

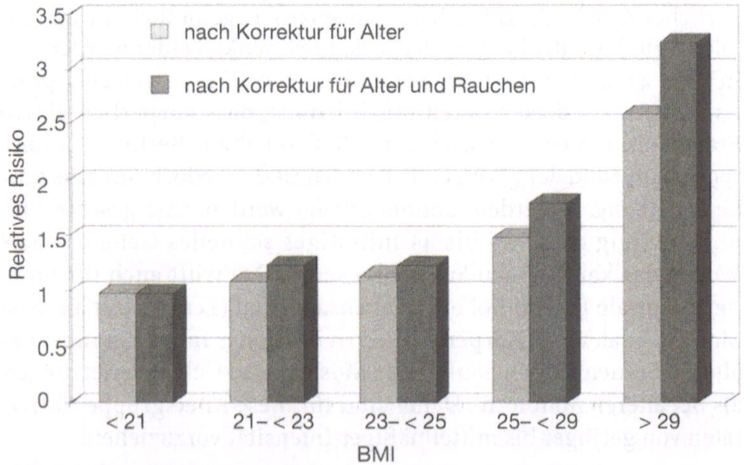

Abb. 2-3. Relatives KHK-Risiko in Abhängigkeit vom Body-mass-Index (BMI). (Daten von Manson et al. 1990)

siertem Fettgewebe (Verhältnis der Taille zur Hüfte >0,8) tragen ein besonders hohes Risiko einer KHK. Diese Form des Übergewichts ist oft mit dem „Syndrom X“ (auch metabolisches Syndrom genannt) verbunden, einer Kombination von Insulinresistenz, Hyperglykämie, niedrigem HDL, Hypertonie und Hypertriglyzeridämie (Kaplan 1989). Das LDL dieser Patienten ist besonders klein und dicht und mit einem überdurchschnittlichen Arterioskleroserisiko verknüpft (Austin u. Shelby 1995).

Erhöhung des Homozysteinspiegels

Homozystein ist eine schwefelhaltige Aminosäure und ein Intermediärprodukt des Abbaus von Methionin. Die Höhe des Homozysteinspiegels wird durch Ernährung, Alter, Rauchen und Geschlecht bestimmt. Prinzipiell weisen Männer, Raucher und ältere Menschen einen höheren Spiegel auf als Frauen, Nichtraucher oder junge Personen. Es besteht eine inverse Korrelation zwischen dem Homozysteinspiegel und den Plasmaspiegeln von Folsäure, Vitamin B_6 und B_{12}. Erhöhte Homozysteinspiegel (Norm: 5–15 µmol/l) erhöhen das Risiko der KHK (Stampfer et al. 1998). Jede Erhöhung um 5 µmol/l entspricht einem Risikozuwachs in der Größenordnung einer Erhöhung des Plasmacholesterinspiegels um 20 mg/dl. Geschlechtsspezifische Daten liegen nicht vor. Die Nurses-Health-Studie zeigte jedoch, dass Frauen, deren Ernährung reich an Folsäure und Vitamin B_6 war, ein signifikant reduziertes KHK-Risiko hatten (Rimm et al. 1998). Eine Supplementierung mit diesen Vitaminen, insbesondere Folsäure, führt in der Regel 4–6 Wochen nach Therapiebeginn zu einer Normalisierung des Homozysteinspiegels im Blut.

Hochsensitives C-reaktives Protein

Neueste Studienergebnisse deuten darauf hin, dass Entzündungsprozesse eine entscheidende Rolle bei der Progression der Atherosklerose haben. Auf der Suche nach Laborwerten, die mit hoher Wahrscheinlichkeit das Auftreten kardiovaskulärer Ereignisse (Myokardinfarkt, Schlaganfall, kardial bedingter Tod) voraussagen können, hat sich das hochsensitive C-reaktive Protein (hs-CRP) von 12 untersuchten Variablen (einschließlich Lipide und Homozystein) als stärkster prädiktiver Marker bei Frauen herauskristallisiert. In der Women's-Health-Studie hatten selbst Frauen mit geringem Anstieg des hs-CRP ein erhöhtes kardiovaskuläres Risiko. Frauen, deren Werte für das Serum hs-CRP in der oberen 25%igen Perzentile lagen, hatten über einen 3-jährigen Beobachtungszeitraum eine 5- bis 7fach höhere Wahrscheinlichkeit eines kardiovaskulären Ereignisses als Frauen mit hs-CRP Werten in der unteren 25%igen Perzentile (Ridker et al. 2000). Dieser Unterschied war besonders ausgeprägt bei Frauen, die schon einen Infarkt oder Schlaganfall erlitten hatten. Selbst bei Frauen mit geringem KHK-Risiko war ein erhöhter hs-CRP-Spiegel mit vermehrtem Auftreten kardiovaskulärer Ereignisse verbunden (Ridker et al. 1998). Diejenigen multivariaten Analysen zur Risikoeinschätzung bei Frauen, die das hs-CRP als Parameter miteinbezogen, waren genauer als die Analysen, die sich allein auf das Lipidprofil stützten.

In der CARE-Studie (Cholesterol-and-Recurrent-Events-Studie) führte die Langzeittherapie mit dem HMG-(Hydroxy-Methyl-Glutaryl-)CoA-Reduktasehemmer Pravastatin bei den Patienten, die zu Beginn der Studie ein erhöhtes hs-CRP aufwiesen, zu einer signifikanten Senkung kardiovaskulärer Ereignisse (Abb. 2-4). Der Serum-hs-CRP-Spiegel wies sogar eine engere Korrelation zu der Häufigkeit koronarer Ereignisse auf als der Serum-Cholesterinwert. Die Risikoreduktion betrug 54% bei Patienten mit erhöhtem Serum-hs-CRP, dagegen nur 25% bei Patienten ohne signifikanten hs-CRP Anstieg. Obwohl keine Untergruppenanalyse für die Korrelation zwischen Höhe des Serum-hs-CRP-Spiegels und der Pravastatintherapie für Frauen vorliegt, wiesen in dieser Studie Frauen eine größere Risikoreduktion auf als Männer. Daher ist zu vermuten, dass Entzündungsprozesse im Rahmen der Arteriosklerose bei Frauen eine genauso große, wenn nicht sogar größere Rolle spielen als bei Männern. In jedem Fall reduziert eine Therapie mit Statinen das mit Entzündungsprozessen einhergehende koronare Risiko.

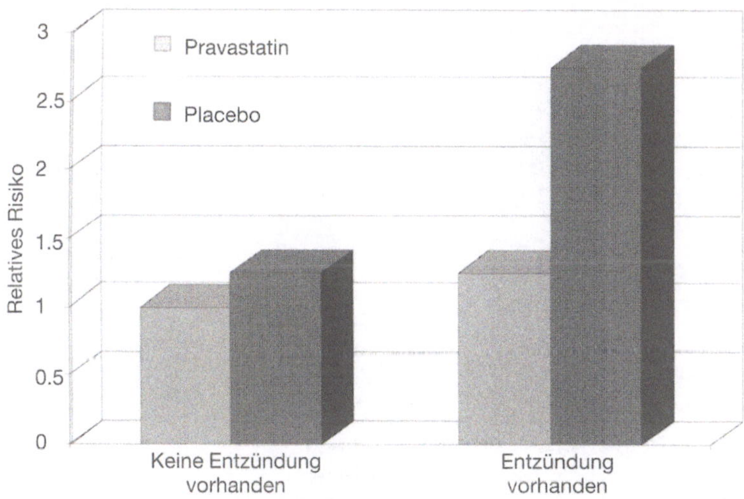

Abb. 2-4. Wirksamkeit der Pravastatintherapie in Abhängigkeit vom Vorhandensein einer Entzündung. (Mod. nach Ridker et al. 1998)

Frauenspezifische Risikofaktoren

Menopause

Menopause, egal ob natürlich erworben oder durch Krankheit, Ovarektomie oder Chemotherapie bedingt, erhöht substanziell das Risiko einer Frau, eine KHK zu entwickeln. Der mit der Menopause verbundene graduierlich abnehmende Östrogenspiegel hat nicht nur einen negativen Einfluss auf zahlreiche Risikofaktoren für die KHK (z. B. Anstieg von Gesamtcholesterin, LDL, Lp-a, Homozystein und „procoagulants", Abnahme von HDL), sondern auch auf die vaskuläre Reaktivität. Daten von der Nurses-Health-Studie (mit 48.470 postmenopausalen Frauen eine der größten Präventionsstudien) zeigten, dass selbst bei jungen Frauen das KHK-Risiko nach einer bilateralen Ovarektomie und fehlender Hormonsubstitution um das Doppelte erhöht war (Abb. 2-5). Bedenkt man, dass die Gesellschaft zunehmend älter wird, Frauen die Mehrheit der Bevölkerung ausmachen

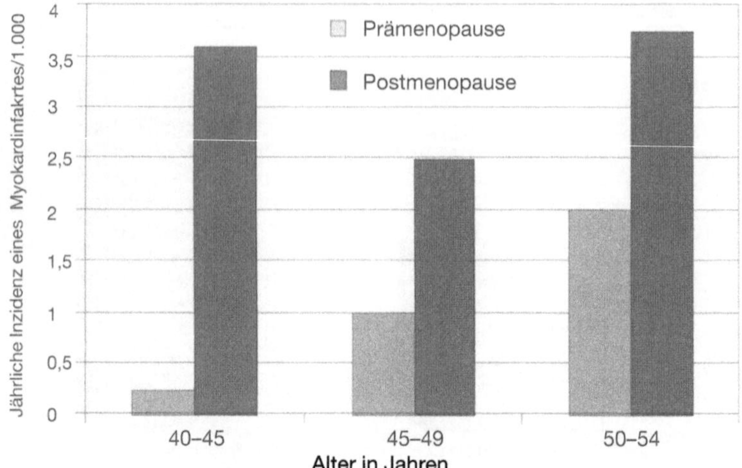

Abb. 2-5. Menopause und Risiko einer KHK. (Mod. nach Kannel u.Wilson 1995)

und durchschnittlich 1/3 ihrer Lebensjahre nach der Menopause leben, wird die Bedeutung der Menopause und der KHK deutlich.

Orale Kontrazeptiva

Die hochdosierten oralen Kontrazeptiva der ersten Generation waren eindeutig mit einem erhöhten Risiko eines Herzinfarktes verbunden, v. a. bei rauchenden Frauen. Der zugrunde liegende Mechanismus ist eine erhöhte Thromboseneigung und nicht eine Arteriosklerose. Die derzeit erhältlichen oralen Kontrazeptiva sind wahrscheinlich bei rauchenden Frauen mit einem nur sehr geringen und bei nichtrauchenden Frauen mit keinem erhöhten Risiko verbunden. Da bei diesen jungen, in der Regel gesunden Frauen ein Infarkt selten ist, konnten bislang keine verlässlichen Studien durchgeführt werden. Es scheint jedoch ein höheres Risiko bei rauchenden Frauen im Alter über 35 Jahre vorzuliegen, sodass die heutigen Empfehlungen lauten, entweder das Rauchen aufzugeben oder alternative Verhütungs-

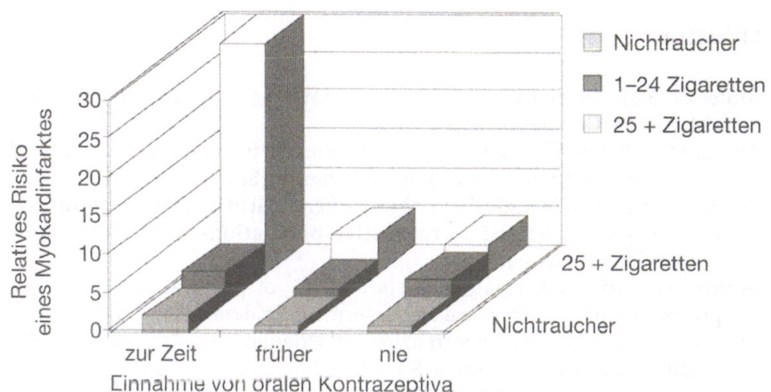

Abb. 2-6. Risiko eines Myokardinfarktes in Abhängigkeit vom Rauchen und von der Einnahme oraler Kontrazeptiva. (Mod. nach Rosenberg et al. 1985)

methoden anzuwenden (Abb. 2-6). Orale Kontrazeptiva können eine reversible arterielle Hypertonie verursachen. In den meisten Fällen kehrt nach Absetzen der „Pille" der Blutdruck zu den Basiswerten zurück. Die heutigen oralen Kontrazeptiva sind bei jungen nichtrauchenden Frauen ohne größere kardiovaskuläre Nebenwirkungen.

Zusammenfassung

Die Prävalenz der KHK ist unabhängig vom Geschlecht eng mit den klassischen Risikofaktoren verbunden. Die relative Wichtung jedes einzelnen Faktors ist jedoch geschlechtsspezifisch unterschiedlich. Vor allem der Diabetes mellitus und das Rauchen (v. a. in Kombination mit oralen Kontrazeptiva) ist bei Frauen mit einem größeren Risiko einer KHK verbunden als bei Männern. Die Menopause ist allerdings der stärkste geschlechtsspezifische Risikofaktor. Ein spezifisch weibliches Syndrom, das mit einem hohen Risiko einhergeht und durch Insulinresistenz und Hyperinsulinämie charakterisiert ist, ist das „polycystic ovary syndrome" (PCO). Als stärkster prädiktiver Marker bei Frauen hat sich das hs-CRP herauskristallisiert. Zur KHK-Risikoabschätzung ist eine geschlechtsspezifische Evaluierung erforderlich.

Literatur

Anderson KM, Wilson PW, Odell PM, Kannel WB (1991) An updated coronary risk profile. Circulation 83:357–363]

Austin MA, Shelby JV (1995) LDL subclass phenotypes and the risk factors of the insulin resistance syndrome. Int J Obes 19(Suppl 1):S22–26

Barrett-Connor E, Wingard DL (1983) Sex differential in ischemic heart disease mortality in diabetics: a prospective population-based study. Am J Epidemiol 118:489–496

Berlin JA, Colditz GA (1990) A meta-analysis of physical activity in the prevention of coronary heart disease. Am J Epidemiol 132:612–628

Bittner V, Oparil S (1993) Hypertension. In: Douglas PS (ed) Cardiovascular health and disease in women. Saunders, Philadelphia, p 63

Birdsall MA, Farquhar CM, White HD (1997) Association between polycystic ovaries and extent of coronary artery disease in women having cardiac catheterization. Ann Intern Med 126:32–35

Bostom AG, Gagnon DR, Cupples A et al. (1994) A prospective investigation of elevated lipoprotein a detectedby electrophoresis and cardiovascular disease in women: The Framingham heart study. Circulation 90:1688

Castelli WP, Garrison RJ, Wilson PWF et al. (1986) Incidence of coronary heart disease and lipoprotein cholesterol levels: The Framingham study. JAMA 256:2835–2838

Centers of Disease Control (1992) Coronary heart disease incidence by sex – United States. MMWR Morb Mortal Wkly Rep 41(SS-2):526]

Coleman MP, Key TJA, Wang EY et al. (1992) A prospective study of obesity, lipids, apolipoproteins and ischaemic heart disease in women. Artherosclerosis 92:177–185

Criqui MH, Heiss G, Cohn R et al. (1993) Plasma triglycerides level and mortality from coronary heart disease. N Engl J Med 328:1220–1225

Denke MA (1999) Primary prevention of coronary heart disease in postmenopausal women. Am J Med 107 (2 A):48 S

Dunaif A, Segal KR, Futterweit W, Dobrjansky A (1989) Profound peripheral insulin resistance, independent of obesity, in polycystic ovary syndrome. Diabetes 28:1165–1174

Eaker ED, Castelli WP (1987) Coronary heart disease and it's risk factors among women in the Framingham Study. In: Eaker ED, Paker B, Wenger N et al. (eds) Coronary Heart Disease in Women. Haymarket Doyma, New York, p 122

Elveback LR, Connaolly DC, Melton LJ III (1986) Coronary heart disease in residents of Rochester, Minnesota. VII. Incidence, 1950 through 1982. Mayo Clin Proc 61:896–900

Fried LP, Becker DM (1993) Smoking and cardiovascular disease. In: Douglas PS (ed) Cardiovascular Health and Disease in Women. Saunders, Philadelphia, p 217

Grundy SM, Pasternak R, Greenland P et al. (1999) Assessment of cardiovascular risk by use of multiple risk-factor assessment equations: A statement for healthcare professionals from the American Heart Association and the American College of Cardiology. Circulation 100:1481

Hayes SN, Taler SJ (1998) Hypertension in women: current understanding of gender differences. Mayo Clin Proc 73:157

Heyden S, Heiss G, Bartel AG et al. (1980) Sex differences in coronary mortality among diabetics in Evans County, Georgia. J Chron Dis 33:265–273

Hermanson B, Omenn GS, Kronmal RA et al. (1988) Beneficial six-year outcome of smoking cessation in older men and women with coronary artery disease: Results from CASS registry. N Engl J Med 319:1365

Howard BV, Lee ET, Cowan LD et al. (1995) Coronary heart disease prevalence and its relation to risk factors in American Indians: The Strong Heart Study. Am J Epidemiol 142:254–268

Howard BV, Cowan LD, Haffner SM (1997) Women, Diabetes, Lipoproteins, and the Risk for Coronary Heart Disease. In: Forte TM (ed) Hormonal, metabolic, and cellular influences on cardiovascular disease in women. Futura Publishing Company, Armonk/NY, S 262]

Jousilahti P, Vartiainen E, Tuomilehto J, Puska P (1999) Sex, age, cardiovascular risk factors, and coronary heart disease: A prospective follow-up study of 14.786 middle-aged men and women in Finland. Circulation 99:1165

Kannel WB, McGee DL (1979) Diabetes and cardiovascular disease: The Framingham study. JAMA 241:2035–2038

Kannel WB, Wilson PWF (1995) Risk factors that attenuate the female coronary disease advantage. Arch Intern Med 155:57

Kaplan NM (1989) The deadly quartet: upper-body obesity, glucose intolerance, hypertryglyceridemia, and hypertension. Arch Intern Med 149:1514

Kushi LH, Fee RM, Folsom AR et al. (1997) Physical activity and mortality in postmenopausal women. JAMA 277:1287

LaRosa JC (1993) Lipoproteins and lipid disorders. In: Douglas PS (ed) Cardiovascular health and disease in women. Saunders, Philadelphia, p 175

LaRosa JC (1997) Triglycerides and coronary risk in women and the elderly. Arch Intern Med 157:961

Laws A, King AC, Haskell WL, Reaven GM (1993) Metabolic and behavioral covariates of high-density lipoprotein cholesterol and triglycerides concentrations in post-menopausal women. J Am Geriatr Soc 41:1289–1294

Lemaitre RN, Heckbert SR, Psaty BM et al. (1995) Leisure-time physical activity and the risk of nonfatal myocardial infarction in postmenopausal women. Arch Intern Med 155:2302

Manson JE, Colditz GA, Stampfer MJ et al. (1991) A prospective study of maturity-onset diabetes mellitus and risk of coronary heart disease and stroke in women. Arch Intern Med 151:1141–1147

Manson JE, Hu FB, Rich-Edwards JW et al. (1999) A prospective study of walking as compared with vigorous exercise in the prevention of coronary heart disease in women. N Engl J Med 341:650

Miller VT (1994) Lipids, lipoproteins women and cardiovascular disease. Artherosclerosis 108:S73

Mosca L, Grundy SM, Judelson D et al. (1999) Guide to preventative cardiology for women. Circulation 99:2480

Mosca L, Manson JE, Sutherland SE et al. (1997) Cardiovascular disease in women: A statement for healthcare professionals from the AHA. Circulation 96:2468

National Cholesterol Education Program (1994) Detection, evaluation, and treatment of high blood cholesterol in adults (Adult Treatment Panel II). Circulation 89:1329–1445

Ridker PM, Buring JE, Shih J et al. (1998) Prospective study of C-reactive protein and the risk of future cardiovascular events among apparently healthy women. Circulation 98:731–733

Ridker PM, Rifai N, Pfeffer MA et al. (1999) Long-term effects of Pravastatin on plasma concentration of C-reactive protein. Circulation 100:230–235

Ridker PM, Hennekens CH, Buring JE et al. (2000) C-reactive protein and other markers of inflammation in the prediction of cardiovascular disease in women. N Engl J Med 342:836–843

Rimm EB, Willett WC, Hu FB et al. (1998) Folate and vitamin B_6 from diet and supplements in relation to risk of coronary heart disease among women. JAMA 279:359–364

Robinson S, Henderson AD, Gelding SV et al. (1996) Dyslipidaemia is associated with insulin resistance in women with polycystic ovaries. Clin Endocrinol 44:277–284

Rosenberg L, Kaufman DW, Helmrich SP, Miller DR, Stolley PD, Shapiro S (1985) Myocardial infarcation and cigarette smoking in women younger than 50 years of age. JAMA 253(20): 2965–2969]

Second Joint Task Force of European and other societies on Coronary Prevention (1998) Prevention of coronary heart disease in clinical practice. Eur Heart J 19:1434–1503

Shapiro S, Sloane D, Rosenberg L et al. (1979) Oral contraceptive use in relation to myocardial infarction. Lancet 1:743

Shlipak MG, Simon JA, Vittinghoff E et al. (2000) Estrogen and progestin, lipoprtein (a), and the risk of recurrent coronary heart disease events after menopause. JAMA 283:1845–1852

Stampfer MJ, Malinow MR, Willett WC (1998) A prospective study of plasma homocyst(e)ine and risk of myocardial infarction in U. S. physicians. JAMA 279:359–364

Talbott E, Guzick D, Clerici A et al. (1995) Coronary heart disease risk factors in women with polycystic ovary syndrome. Aterioscler Thromb Vasc Biol 15:821–826

Van Poppel G, Kardinaal A, Princen H, Kok FJ (1994) Antioxidants and coronary heart disease. Ann Med 26:429–434

Walsh JME (1999) Lipids. In: Charney P (ed) Coronary artery disease in women: What all physicians need to know. American College of Physician Press, Philadelphia, p 104]

3 Pathophysiologie der KHK und Wirkung der Östrogene

Allgemeine Grundlagen

Die Atherosklerose der Koronargefäße bildet die pathophysiologische Grundlage der KHK und ist bei beiden Geschlechtern gleich. Es bestehen verschiedene Theorien über die Entstehung der Atherosklerose. Die meist vertretene ist die sog. Response-to-injury-Hypothese von R. Ross. Danach führen verschiedene Schädigungen des Endothels und der glatten Gefäßmuskelzellen zu einer überschießenden entzündlich-fibroproliferativen Reaktion der Gefäßwand und somit zur Ausbildung von Plaques.

Plaqueentstehung und die Bedeutung der Plaques für die KHK

Jede Schädigung der Endothelfunktion (z. B. durch Risikofaktoren wie Rauchen, Diabetes mellitus, Insulinresistenz etc.) führt unabhängig vom Geschlecht zu einer veränderten Freisetzung vasoaktiver Substanzen, zur gesteigerten Aufnahme von Lipoproteinen in die Intima und zur Expression von Glykoproteinen auf der Endothelzelloberfläche, die als Adhäsionsmoleküle für Monozyten und T-Lymphozyten dienen. Durch Einlagerung von Lipiden werden die Monozyten zu Schaumzellen („foam cells") umgewandelt, die mit den Lymphozyten dann „fatty streaks" bilden. Nach Proliferation glatter Muskelzellen und Makrophagen entstehen „intermediate lesions" und nach Akkumulation von Lipiden in die Zellen und in Bindegewebsmatrix die komplexen sog. „fibrous plaques". Sie setzen sich aus einem lipidreichen und mit nekrotischem Material gefüllten Kern sowie aus einer bindegewebigen Kapsel mit einigen glatten Muskelzellen zusammen. Zunächst weitet sich das Koronargefäß

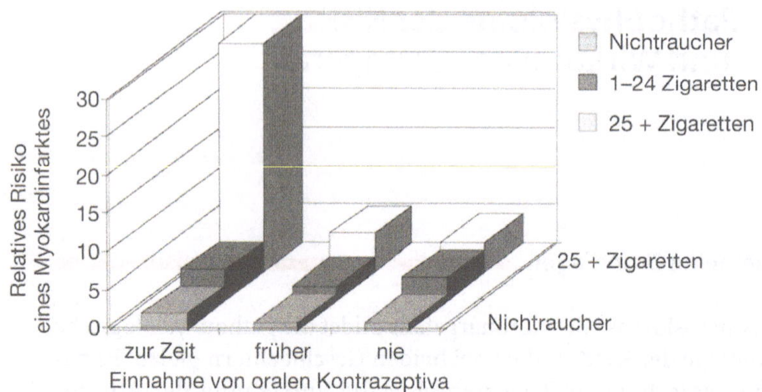

Abb. 2-6. Risiko eines Myokardinfarktes in Abhängigkeit vom Rauchen und von der Einnahme oraler Kontrazeptiva. (Mod. nach Rosenberg et al. 1985)

methoden anzuwenden (Abb. 2-6). Orale Kontrazeptiva können eine reversible arterielle Hypertonie verursachen. In den meisten Fällen kehrt nach Absetzen der „Pille" der Blutdruck zu den Basiswerten zurück. Die heutigen oralen Kontrazeptiva sind bei jungen nichtrauchenden Frauen ohne größere kardiovaskuläre Nebenwirkungen.

Zusammenfassung

Die Prävalenz der KHK ist unabhängig vom Geschlecht eng mit den klassischen Risikofaktoren verbunden. Die relative Wichtung jedes einzelnen Faktors ist jedoch geschlechtsspezifisch unterschiedlich. Vor allem der Diabetes mellitus und das Rauchen (v. a. in Kombination mit oralen Kontrazeptiva) ist bei Frauen mit einem größeren Risiko einer KHK verbunden als bei Männern. Die Menopause ist allerdings der stärkste geschlechtsspezifische Risikofaktor. Ein spezifisch weibliches Syndrom, das mit einem hohen Risiko einhergeht und durch Insulinresistenz und Hyperinsulinämie charakterisiert ist, ist das „polycystic ovary syndrome" (PCO). Als stärkster prädiktiver Marker bei Frauen hat sich das hs-CRP herauskristallisiert. Zur KHK-Risikoabschätzung ist eine geschlechtsspezifische Evaluierung erforderlich.

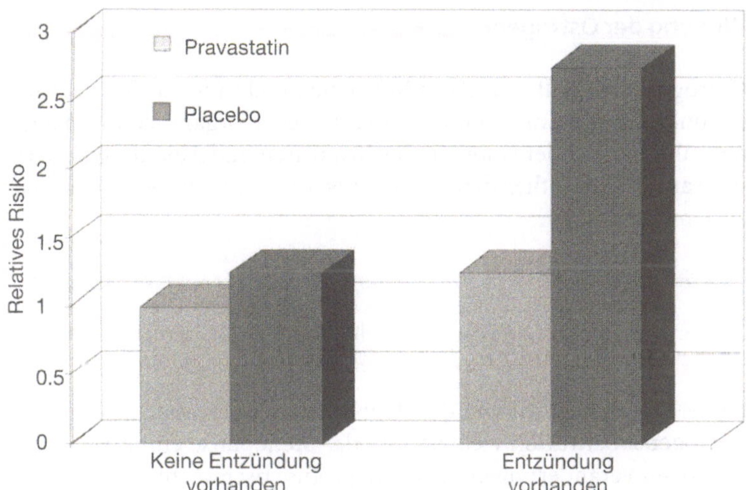

Abb. 2-4. Wirksamkeit der Pravastatintherapie in Abhängigkeit vom Vorhandensein einer Entzündung. (Mod. nach Ridker et al. 1998)

Frauenspezifische Risikofaktoren

Menopause

Menopause, egal ob natürlich erworben oder durch Krankheit, Ovarektomie oder Chemotherapie bedingt, erhöht substanziell das Risiko einer Frau, eine KHK zu entwickeln. Der mit der Menopause verbundene graduierlich abnehmende Östrogenspiegel hat nicht nur einen negativen Einfluss auf zahlreiche Risikofaktoren für die KHK (z. B. Anstieg von Gesamtcholesterin, LDL, Lp-a, Homozystein und „procoagulants", Abnahme von HDL), sondern auch auf die vaskuläre Reaktivität. Daten von der Nurses-Health-Studie (mit 48.470 postmenopausalen Frauen eine der größten Präventionsstudien) zeigten, dass selbst bei jungen Frauen das KHK-Risiko nach einer bilateralen Ovarektomie und fehlender Hormonsubstitution um das Doppelte erhöht war (Abb. 2-5). Bedenkt man, dass die Gesellschaft zunehmend älter wird, Frauen die Mehrheit der Bevölkerung ausmachen

Wirkung der Östrogene

Östrogene, speziell 17-β-Estradiol, haben nicht nur Einfluss auf Reproduktion und Entwicklung der Geschlechtsorgane, sondern auch auf zahlreiche andere biologische Strukturen und Abläufe, insbesondere auf das Endothel, den Lipidstoffwechsel und das Koagulationssystem (Abb. 3-3).

Da die Inzidenz der KHK bei prämenopausalen Frauen ohne Risikofaktoren vernachlässigbar ist, nach der Menopause aber signifikant steigt, wird den Östrogenen eine kardioprotektive Wirkung nachgesagt.

Diese Annahme wird von der Beobachtung untermauert, dass eine Östrogensubstitution viele der mit der Menopause einhergehenden negativen Veränderungen des Risikoprofils abschwächt (Nabulsi et al. 1993).

In der Vergangenheit wurde angenommen, dass die Beeinflussung des Lipidstoffwechsels die stärkste positive Wirkung der Östrogene

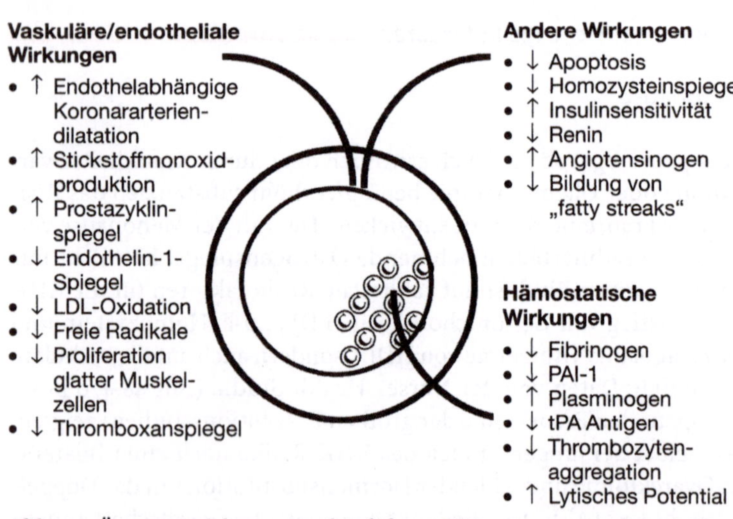

Abb. 3-3. Östrogenwirkungen auf Gefäße und Hämostase. (Mod. nach Hayes 2000)

auf die Entstehung der KHK ist. Da in den Beobachtungsstudien aber selbst Frauen ohne Dyslipidämie eine Reduktion der kardiovaskulären Sterblichkeit aufwiesen, erklärt dieser Mechanismus aber nur einen Teil des vermuteten kardioprotektiven Effekts. Andere Wirkungen spielen mit großer Wahrscheinlichkeit eine entscheidendere Rolle, v. a.

- eine verbesserte endothelabhängige Gefäßreaktivität,
- eine verminderte LDL-Oxidation,
- eine Abnahme des thrombotischen Potentials,
- eine verminderte Expression von Adhäsionsmolekülen,
- eine vermehrte fibrinolytische Aktivität und
- ein gesteigerter Glukosemetabolismus.

Östrogenwirkung auf vaskuläre Reaktivität und endotheliale Funktion

Atherosklerose ist mit einer herabgesetzten Fähigkeit zur Vasodilatation und mit vermehrter Vasokonstriktion nach neurohumoraler Stimulation verbunden. Zahlreiche Tierversuche und klinische Studien zeigten eindeutig, dass Östrogene zu einem verminderten arteriellen Gefäßtonus führen und die vasodilatatorische Kapazität der Koronargefäße erhalten (Weiner et al. 1994; Wellman et al. 1996). Östrogene sind z. B. in der Lage, die in arteriosklerotisch veränderten Koronargefäßen durch intravenöse Injektion von Azetylcholin induzierte Vasokonstriktion aufzuheben (Abb. 3-4; Collins et al. 1995). Da eine gesteigerte koronare Vasokonstriktion eine entscheidende Rolle in der Pathogenese der instabilen Angina, des Myokardinfarktes und des plötzlichen Herztodes spielt, führt eine Herabsetzung des arteriellen Gefäßtonus zu einem verminderten Auftreten von Gefäßspasmen und Ischämien. Zusätzlich wird postuliert, dass durch die verminderte Vasoreaktivität weniger Plaquerupturen auftreten und hierdurch die Progression der koronaren Atherosklerose verzögert wird (Williams et al. 1992; Williams et al. 1994). Allerdings sind Östrogene nicht in der Lage, eine Regression der Plaquegröße herbeizuführen. Darüber hinaus führen aber Östrogene zu einer verminderten Produktion von Endothelin-1, einem starken Vasokonstriktor, und damit zur Reduktion von Ischämien.

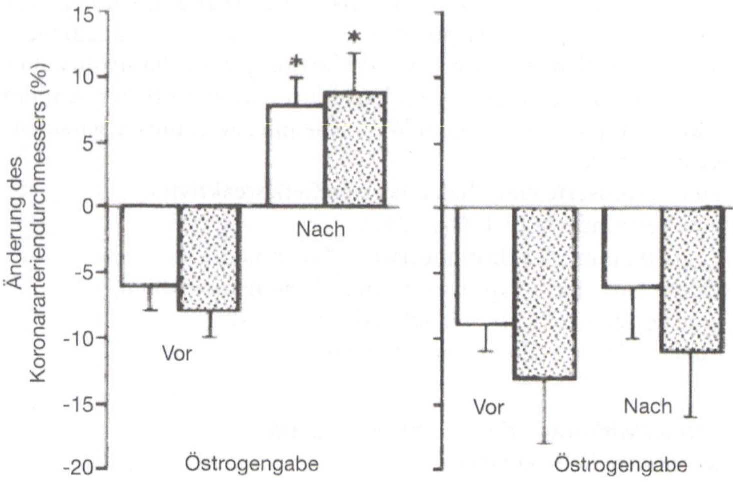

Abb. 3-4. Abschwächung der Azetylcholin-induzierten arteriellen Vasokonstriktion durch 17-β-Estradiol. (Aus Collins et al.1995)

Die Wirkung der Östrogene auf die Gefäßwand erfolgt einerseits direkt durch Beeinflussung von Ionenkanälen (hauptsächlich Kalziumkanalblockade) und andererseits indirekt und langfristig durch eine gesteigerte Expression einer Vielzahl von Genen, die eine Schlüsselstellung bei der Regulation des arteriellen Gefäßwiderstandes (z. B. Prostazyklin, Endothelin-1), der Reparatur von Gefäßverletzungen

Tabelle 3-1. Wirkung der Geschlechtshormone auf die arterielle Gefäßwand. (Mod. nach Knopp 1998)

	Östrogen	Östrogen+Progesteron	Androgen
LDL-Penetration	↓	?	?
Vasodilatation	↑	↓	↑
Reparaturmechanismen	↓	↓/↑	Keine Wirkung
Atherogenese	↓	↓/↑	↑

(z. B. „epidermal growth factor",TGF-β) und der Koagulation (z. B. Fibrinogen, Protein S) einnehmen (Tabelle 3-1).

Die Langzeiteffekte werden über 2 verschiedene Östrogenrezeptoren (α und β) vermittelt, die im Zellkern von Gefäßwandzellen (insbesondere glatte Gefäßmuskelzellen) lokalisiert sind.

Das durch Östrogene vermehrt produzierte Stickstoffmonoxid (NO) hat neben der Gefäßdilatation via Relaxation glatter Gefäßmuskelzellen 3, evtl. 4 weitere bedeutsame kardioprotektive Effekte:

1. Es führt zu einer geringeren Thrombozytenadhäsion und -aggregation.
2. Es hat eine antiadrenerge Wirkung, die sich in einer Reduktion des myokardialen Sauerstoffverbrauchs manifestiert.
3. Es hat einen antioxidativen Effekt, da es in der Lage ist, freie Radikale abzufangen.
4. Potenziell antiarrhythmischer Effekt. Ob die tierexperimentell nachgewiesene Unterdrückung von Ischämie-induzierten kardialen Arrhythmien ein klinisches Korrelat hat, bleibt allerdings abzuwarten.

Östrogenwirkung auf den Fettstoffwechsel

Das Lipidprofil der gesunden prämenopausalen Frau ist koronarprotektiv:

- hohes HDL,
- niedriges LDL,
- niedriges Gesamtcholesterin.

Nach Einstellung der endogenen Östrogenproduktion (sei es durch natürliche Menopause, durch Chemotherapie oder nach Ovarektomie) verwandelt es sich in ein mehr atherogenes Muster mit erhöhtem Cholesterin und LDL und relativ niedrigem HDL (s. auch Kap. 9).

Tierexperimente zeigten, dass Östrogen die Akkumulation und Hydrolyse von Cholesterin in der arteriellen Zellwand, unabhängig vom Plasmalipidspiegel, verhindert (Haarbo et al. 1991).

Östrogene begünstigen außerdem den Abtransport von Lipoproteinen durch die Leber, insbesondere von LDL. Durch vermehrte

Tabelle 3-2. Wirkung der Geschlechtshormone auf den Lipoproteinspiegel und Lipoproteinmetabolismus. (Mod. nach Knopp 1998)

	Östrogen	Östrogen+Progesteron	Androgen
Spiegel			
Triglyzeride	↑	=	↓
VLDL	↑	=	↓
LDL	↓	↑/↓	↑
HDL	↑	=	↓
Apo-1	↑	=	↓
Metabolismus			
Cholesterin-absorption	=	?	?
VLDL-Sekretion	↑	↓	↓
LDL-Bildung	↑	↑/?	?
LDL-Abtransport	↑	↓	↓
HDL-Transport	↑	↓	↓
Lp-a-Konzentration	↓	=	↓

Apo-1 Apoprotein A-1, *HDL* „high-density lipoprotein", *LDL* „low-density lipoprotein", *Lp-(a)* Lipoprotein a, *VLDL* „very low-density lipoprotein"

Expression von Apolipoprotein-B/E-Rezeptoren in der Leber kommt es zusätzlich zu einer erhöhten Bindung dieser Lipoproteine (Tabelle 3–2).

Antioxidative Östrogenwirkung

Supraphysiologische 17-β-Estradioldosierungen inhibieren die LDL-Oxidation und die Bildung von Cholesterinestern und führen so zu einer Protektion der Endothelzellen (Negre-Salvayre et al. 1993; Rifci u. Khachadurian 1992).

Östrogenwirkung auf Entzündung

Östrogene modulieren immunologische und entzündliche Reaktionen bei der Genese und Progression der Atherosklerose der Koronarien. Zum Beispiel wurde ein Einfluss auf die Expression von Interleukin-1 und -6 (IL-1, IL-6), Monozyten-chemotaktisches Protein-1 (MCP-1), Wachstumsfaktor A, Tumornekrosefaktor α (TNF-α) und auf den nuklearen Faktor Kappa B (NF-kB), der als Transkriptionsfaktor die Expression vieler Gene reguliert, festgestellt (Register et al. 1995).

Östrogenwirkung auf Hämostase

Östrogene haben Einfluss auf mehrere antithrombotische Faktoren, was einer Thrombusformierung nach der Plaqueerosion oder -ruptur im Koronargefäß entgegenwirkt. Östrogene vermindern den Fibrinogen- und den Plasminogen-Aktivator-Inhibitor-(PAI-)1-Spiegel und führen somit zu einer Erhöhung des fibrinolytischen Potentials (Gebara et al. 1995; Meilahn et al. 1992). Seit der Framingham-Studie ist bekannt, dass ein erhöhter Fibrinogenspiegel ein unabhängiger Risikofaktor für den tödlichen und nichttödlichen Myokardinfarkt ist. PAI-1 ist ein Hemmer der Fibrinolyse. Darüber hinaus wurde gezeigt, dass Östrogene v. a. den morgendlichen Anstieg des PAI-1-Spiegels erniedrigen, was der bekannten tageszeitlichen Hyperkoagulabilität und dem bekannten morgendlichen Anstieg koronarer Ereignisse entgegenwirkt. Östrogene erhöhen den Plasminogenspiegel, was ebenfalls das Gleichgewicht in Richtung Fibrinolyse verlagert.

Die Wirkung der Östrogene auf die Koagulationskaskade ist komplex und hängt von der Dosierung und der Art der Einnahme (oral, transdermal) ab. Die meisten Studien zeigen, dass Östrogene einen minimalen Anstieg des prokoagulatorisch wirkenden Faktor VII bewirken. Die prokoagulatorische Wirkung durch die vermehrte Faktor-VII-Produktion hat aber klinisch keine wesentliche Bedeutung, da gleichzeitig ein Anstieg von Protein C, das den Faktor V abbaut und den Fibrinogenspiegel senkt, vorhanden ist.

Neben diesen Wirkungen erniedrigt Östrogen Antithrombin III und verursacht transiente Faktor-IX- und -X-Spiegelerhöhungen, wobei die klinische Relevanz dieser Spiegelveränderungen noch unklar ist.

Zusammenfassung

Die pathophysiologische Grundlage der KHK ist die Atherosklerose der Koronargefäße; sie ist bei beiden Geschlechtern gleich. Die instabile Angina als auch der Myokardinfarkt treten als Folge einer Plaqueruptur auf. Zur Zeit werden Geschlechtsunterschiede in der Zusammensetzung des Plaques und dessen Ruptur diskutiert. Weibliche Geschlechtshormone haben sowohl Einfluss auf Genese und Progression der atherosklerotischen Plaques als auch auf die zu deren Progression führenden entzündlichen Prozesse. Östrogene führen v. a. zu

- **einer verbesserten endothelabhängigen Gefäßreaktivität,**
- **einer verminderten LDL-Oxidation,**
- **einer Abnahme des thrombotischen Potentials und**
- **einer vermehrten fibrinolytischen Aktivität.**

Literatur

Chang WC, Nakao J, Orimo H, Murota SI (1980) Stimulation of prostacyclin biosynthetic activity by estradiol in rat aortic smooth muscle cells in culture. Biochim Biophys Acta 619:107–118

Collins P, Rosano G, Sarrel PM et al. (1995) Estrogen attenuates acetylcholine-induced coronary arterial constriction in women but not in men with coronary heart disease. Circulation 92:24–30

Gebara OC, Mittleman MA, Sutherland P et al. (1995) Association between increased estrogen status and increased fibrinolytic potential in the Framingham Offspring Study. Circulation 91:1952–1956

Gilligan DM, Quyyumi AA, Cannon RO III (1994) Effects of physiological levels of estrogen on coronary vasomotor function in postmenopausal women. Circulation 89:2545–2551

Haarbo J, Leth-Espensen P, Stenders S et al. (1991) Estrogen monotherapy and combined estrogen-progestogen replacement therapy attenuate aortic accumulation of cholesterol in ovariectomized cholesterol-fed rabbits. J Clin Invest 87:1274–1279

Harder DR, Coulson PB (1979) Estrogen receptors and effects of estrogen on membrane electrical properties of coronary vascular smooth muscle. J Cell Physiol 100:375–382

Hayes SN (2000) Heart disease in women. In: Murphy JG (ed) Mayo clinical cardiology review. Williams & Wilkins, Lippincott, p 1122

Herrington DM (1991) Sex hormones and normal cardiovascular physiology in women. In: Burgess A (ed) Women and heart disease. Dunitz, London, pp 243–264

Jiang C, Sarrel PM, Lindsay DC, Poole-Wilson PA. Collins P (1991) Endothelium-independent relaxation of rabbit coronary arteries by 17-beta-estradiol in vitro. Br J Pharmacol 104:1033–1037

Jiang C, Sarrel PM, Poole-Wilson PA, Collins P (1992) Acute effect of 17-beta estradiol on rabbit coronary artery contractile responses to endothelin-1. Am J Physiol 263:H271–275

Kannel WB, Wolf PA, Castelli WP et al. (1987) Fibrinogen and the risk of cardiovascular disease. The Framingham Study. JAMA 258:1183–1186

<referenKaras RH, Patterson BL, Mendelsohn ME (1994) Human vascular smooth muscle cells contain functional estrogen receptor. Circulation 89:1943–1950

Knopp RH (1998) Estrogen, female gender and heart disease. In: Topol EJ (ed) Textbook of cardiovascular medicine. Lippincott-Raven, Philadelphia/PA, p 207-208]

Koenig W (2001) Inflammation and coronary heart disease. Cardiol Rev 9:32

Losordo DW, Kearney M, Kim EA et al. (1994) Variable expression of the estrogen receptor in normal and atherosclerotic coronary arteries of premenopausal women. Circulation 89:1501–1510

Mendelsohn ME, Karas RH (1999) The protective effects of estrogen on the cardiovascular system. N Engl J Med 340:1801

Meilahn EN, Kuller LH, Matthews KA et al. (1992) Hemostatic factors according to menopausal status and use of hormone replacement therapy. Ann Epidemiol 2:445–455

Morales DE, McGowan KA, Grant DS et al. (1995) Estrogen promotes angiogenic activity in human umbilical vein endothelial cells in vitro and in a murine model. Circulation 91:755–763

Nabulsi AA, Folsom AR, White A et al. (1993) Association of hormone replacement therapy with various cardiovascular risk factors in postmenopausal women. N Engl J Med 2328:1069–1075

Negre-Salvayre A, Pieraggi MT, Mabile L et al. (1993) Protective effect of 17-beta estradiol against the cytotoxicity of minimally oxidized LDL to cultured bovine aortic endothelial cells. Atherosclerosis 99:207–217

Register TC, Bora TA, Adams MR (1995) Estrogen inhibits activation of arterial NF-kB transcription factor in early diet-induced atherogenesis. Abstract. Circulation 92:I-628

Regnstrom J, Nilsson J, Trovnvall P et al. (1992) Susceptibility to low-density lipoprotein oxidation and coronary atherosclerosis in man. Lancet 339:1183–1186

Rifci VA, Khachadurian AK (1992) The inhibition of low-density lipoprotein oxidation by 17-beta estradiol. Metabolism 41:1110–1114

Sudhir K, Chou TM, Mullen WL et al. (1992) Mechanism of estrogen-induced vasodilation: in vivo studies in canine coronary conductance and resistance arteries. J Am Coll Cardiol 20:452–427

The Writing Group for the PEPI Trial (1995) Effects of estrogen or estrogen/progestin regimens on heart disease risk factors in postmenopausal women. The Postmenopausal Estrogen/Progestin Interventions (PEPI) trial. JAMA 273:199–208

Venkov CD, Rankin AB, Vaughan DE. Identification of authentic estrogen receptor in cultured endothelial cells. Circulation 94:727–733

Weiner CP, Lizasoain I, Baylis SA et al. (1994) Induction of calcium-dependent nitric oxide synthases by sex hormones. Proc Natl Acad Sci USA 91:5212–5216

Weksler BB (1993) Hemostasis and thrombosis. In: Douglas PS (ed) Cardiovascular Health and Disease in Women. Saunders, Philadelphia, pp 231–251

Wellman GC, Bonev AD, Nelson MT et al. (1996) Gender differences in coronary artery diameter involve estrogen, nitric oxide, and Ca^{2+} -dependent K^+ channels. Circ Res 79:1024–1030

Williams JK, Adams MR, Herrington DM, Clarkson TB (1992) Short-term administration of estrogen and vascular responses of atherosclerotic coronary arteries. J Am Coll Cardiol 20:452–457

Williams JK, Honore EK, Washburn SA, Clarkson TB (1994) Effects of hormone replacement therapy on reactivity of artherosclerotic coronary arteries in cynomolgus monkeys. J Am Coll Cardiol 24:1757–1761

4 Stabile Angina

Definition und Pathophysiologie der Angina pectoris

Angina pectoris ist ein durch myokardiale Ischämie bedingter Symptomenkomplex. Der Angina pectoris liegt in den meisten Fällen eine atherosklerotisch bedingte Verengung der Koronargefäße zugrunde, die bei körperlichem oder emotionalem Stress ein Ungleichgewicht zwischen myokardialem Sauerstoffverbrauch und Sauerstoffangebot nach sich zieht. In seltenen Fällen ist sie durch Vasospasmus (sog. Prinzmetal-Angina) oder durch endotheliale Dysfunktion (z. B. beim Syndrom X) bedingt. Bei der chronisch stabilen Angina pectoris wird der ischämische Thoraxschmerz entweder durch einen erhöhten Sauerstoffbedarf bei Tachykardie, einer erhöhter myokardialen Wandspannung oder durch eine verstärkte myokardiale Kontraktilität ausgelöst. Er ist in direkter Korrelation zum Ausmaß der Belastung reproduzierbar. In der Regel sind die Beschwerden 3 min nach der Belastung verschwunden. Ruhebeschwerden sind kein Zeichen einer stabilen Angina, sondern entweder Ausdruck eines akuten Koronarsyndroms, eines Vasospasmus oder einer Arrhythmie. Schmerzen, die länger als 30 min dauern, sind sehr verdächtig für einen Myokardinfarkt. Die typische Angina pectoris ist ein belastungsabhängiges retrosternales Druckgefühl mit Ausstrahlung in den linken Arm oder Hals. Andere Beschreibungen des Druckgefühls sind „Schweregefühl" oder „ein in die Brust quetschendes oder erwürgendes Gefühl". Nicht selten tritt der „Schmerz" zuerst im Arm oder Hals auf und verlagert sich dann zum Mediastinum. Sehr oft finden sich als begleitende Symptome

- Atemnot,
- Müdigkeit,
- Schwindel und
- epigastrisches Druckgefühl.

Tabelle 4-1. Schweregradeinteilung der Angina-pectoris-Klassifikation der Canadian Cardiovascular Society (CCS)

Grad	Symptomatik
I	Normale körperliche Aktvität verursacht keine Beschwerden. Angina nur bei extremer oder plötzlicher und/oder prolongierter Belastung
II	Leichte Beeinträchtigung der normalen Aktivität. Angina bei schnellem Gehen oder Treppensteigen, bei Bergangehen, Gehen in der Kälte und bei Wind und unter psychischer Belastung
III	Ausgeprägte Einschränkung der normalen körperlichen Aktivität. Angina nach Gehen von weniger als 100 m zu ebener Erde, Ersteigen einer Etage in normalen Tempo
IV	Alltägliche Aktivität ohne Angina nicht mehr möglich. Ruhebeschwerden

Die Klassifikation der Angina in 4 Schweregrade nach der Einteilung der Canadian Cardiovascular Society ist in Tabelle 4-1 zu finden.

Beschwerdebild

Die Verdachtsdiagnose der KHK bei Frauen bleibt selbst nach exakter Erhebung der Anamnese eine Herausforderung. Es wurde immer davon ausgegangen, dass sich die klinischen Beschwerden der KHK bei Männern und Frauen in gleicher Weise äußern, d. h. in Form des typischen belastungsabhängigen ringförmigen Brustschmerzes. Frauen weisen aber eine hohe Inzidenz atypischer Beschwerden auf. Sie haben Atemnot ohne Brustschmerz, ein abdominelles Druckgefühl, Rückenschmerzen zwischen den Schulterblättern oder ein retrosternales Brennen. Nicht selten sind lediglich verminderte körperliche Belastbarkeit, schnelle Ermüdung oder ein Völlegefühl im Epigastrium Ausdruck der KHK. Das trifft v. a. für die ältere Frau zu. Frauen haben auch häufiger Ruhebeschwerden und nächtliche sowie mit psychischem Stress auftretende Symptome (De Sanctis 1993).

Die Framingham-Heart-Studie demonstrierte, dass bei der Frau Angina pectoris ca. 10 Jahre später auftritt als beim Mann. Nach dem 75. Lebensjahr leiden mehr Frauen als Männer unter Angina pectoris. Daher ist es nicht verwunderlich, dass in den Studien, die vorwiegend bei Patienten mittleren Lebensalters durchgeführt wurden, die Prävalenz der Angina bei Frauen nicht mehr als 50% betrug. Auf der anderen Seite ist es aber ebenso richtig, dass mehr Frauen als Männer ohne wesentliche Verengung der Koronararterien unter Angina leiden, was in der Vergangenheit zu der fatalen Annahme führte, dass Angina bei Frauen kein Risiko darstellt und „vernachlässigt" werden kann. Tatsache ist, dass die Prognose der stabilen Angina bei Männern und Frauen mit einer jährlichen Mortalitäts- und Myokardinfarktrate von je 2–3% gleich gut ist.

Es kann nicht oft genug betont werden, dass es wesentlich schwieriger ist, bei einer Frau mit Angina die Diagnose einer KHK zu stellen als beim Mann. Erschwerend kommt die Perzeption der Frau und häufig auch die des Arztes hinzu, die davon ausgeht, dass die KHK eine Erkrankung des Mannes ist. Das gleichzeitige Vorhandensein typischer Beschwerden und von Risikofaktoren einschließlich der Menopause (je mehr Risikofaktoren, desto höher die Wahrscheinlichkeit) ist jedoch mit einer hohen Wahrscheinlichkeit einer KHK (zwischen 80 und 90%) verbunden. Nur bei atypischen Beschwerden und vor der Menopause ist die Wahrscheinlichkeit einer KHK bei Frauen ohne Risikofaktoren sehr gering (unter 4%).

Als praktische Vorgehensweise hat sich bewährt, zunächst festzustellen, ob die Frau prä- oder postmenopausal ist. Bei einer prämenopausalen Frau (ohne Diabetes mellitus) ist die KHK eine Rarität. Die Wahrscheinlichkeit der KHK bei einer diabetischen prämenopausalen Frau ist mit der eines Mannes gleichen Alters und gleicher Risikokonstellation vergleichbar. Bei postmenopausalen Frauen hängt die Wahrscheinlichkeit von der Anzahl der Risikofaktoren und dem Charakter (typisch/atypisch) der Beschwerden ab. Je mehr Risikofaktoren vorhanden sind und je typischer die Beschwerden sind, desto höher ist die Wahrscheinlichkeit.

Die Wahrscheinlichkeiten einer KHK bei symptomatischen Patienten mit typischen und atypischen Beschwerden sind der Tabelle 4-2 zu entnehmen.

Tabelle 4-2. Vortestwahrscheinlichkeit einer KHK bei symptomatischen Patienten in Abhängigkeit vom Alter und Geschlecht (in Prozent). (Mod. nach Recommendations of the Task Force of the European Society of Cardiology 1997)

Alter (Jahre)	Typische Angina Frauen [%]	Typische Angina Männer [%]	Atypische Angina Frauen [%]	Atypische Angina Männer [%]	Thoraxschmerz Frauen [%]	Thoraxschmerz Männer [%]
30–39	26	70	4	22	1	5
40–49	55	87	13	46	3	14
50–59	79	92	32	59	8	22
60–69	90	94	54	67	19	28

Prinzmetal-Angina

Die vasospastische oder Prinzmetal-Angina kommt durch einen Gefäßspasmus zustande. Prädilektionsstellen sind arteriosklerotische Plaques. Vasospasmen treten aber auch in normalen Koronararterien auf. Die rechte Kranzarterie ist häufiger betroffen als die linke. Frauen leiden häufiger an einer vasospastischen Angina als Männer. Besonders betroffen sind junge rauchende Frauen und Frauen mit Migräne oder einem Raynaud-Phenomen. Auch Kokainmissbrauch führt zu Vasospasmus. Da der Gefäßspasmus zu einer intermittierenden Hämostase führt, ist eine Thrombusformation mit nachfolgender Ausbildung eines Infarktes möglich. Die Schmerzen der Prinzmetal-Angina treten überwiegend im Ruhezustand auf und sind mit ST-Streckenhebungen im EKG und manchmal mit Herzrhythmusstörungen verbunden. Therapie der Wahl sind neben Einstellung des Rauchens und des Kokainmissbrauchs Kalziumkanalblocker. Die Langzeitprognose ist exzellent (5-Jahresüberlebensrate von 97%).

Syndrom X

Syndrom X beschreibt das gleichzeitige Vorhandensein von belastungsabhängiger Angina pectoris, einem abnormalen Belastungs-

EKG und angiographisch normalen Koronararterien. Dieses Syndrom ist häufiger bei Frauen als bei Männern anzutreffen. Mehr als 50% der Frauen sind prämenopausal, weniger als 50% haben typische Beschwerden. Als Ursache liegt eine endotheliale Dysfunktion und wahrscheinlich auch eine verminderte vasodilatatorische Kapazität der Mikrozirkulation zugrunde. Die Langzeitprognose ist exzellent und unterscheidet sich nicht von der gleichaltriger gesunder Frauen. Therapeutisch sind Kalziumkanalblocker die wirksamsten Medikamente, obwohl die Schmerzen schwer zu beeinflussen und oft mit einer erheblichen Einschränkung der Lebensqualität verbunden sind.

Zusammenfassung

Die Verdachtsdiagnose der KHK bleibt bei Frauen selbst nach exakter Erhebung der Anamnese eine Herausforderung. Frauen weisen eine hohe Inzidenz atypischer Beschwerden auf. Nicht selten sind lediglich Symptome wie „Dyspnoe, Völlegefühl im Epigastrium, retrosternales Brennen oder verminderte körperliche Belastbarkeit" (jedes für sich) bei einer schwerwiegenden Koronarstenose vorhanden. Das trifft v. a. für die ältere Frau zu. Besondere Aufmerksamkeit gilt hier der Tatsache, dass Frauen selbst bei angiographisch normalen Koronarterien häufiger Angina haben. Als praktische Vorgehensweise hat sich daher bewährt, bei Vorhandensein von Risikofaktoren (mit Menopause und Diabetes mellitus als bedeutendste Faktoren) die Verdachtsdiagnose einer KHK bis zu ihrem eindeutigen Ausschluss aufrecht zu erhalten.

Diagnostik

Zur Senkung der Morbidität und Mortalität durch eine KHK ist eine akkurate und rechtzeitige Diagnosestellung unabdingbare Voraussetzung. Basismethoden sind:

- die sorgfältige Anamnese einschließlich der Evaluierung von Risikofaktoren,
- die gründliche körperliche Untersuchung,
- das Elektrokardiogramm,

- die Belastungsuntersuchung und
- die Herzkatheteruntersuchung.

In zahlreichen Studien wurden Geschlechtsunterschiede in der Aussagefähigkeit dieser Methoden festgestellt, deren Kenntnisse für den optimalen Einsatz dieser Verfahren notwendig sind.

Elektrokardiogramm

Das einfachste diagnostische Verfahren, das Ruhe-EKG, weist nur eine geringe Sensitivität für die Diagnose der KHK auf. Mehr als 30% aller Patienten mit stabiler Angina haben ein normales EKG. Allerdings zeigen sich bei 32% aller Frauen (im Gegensatz dazu nur bei 23% aller Männer) ohne KHK, aber mit Angina unspezifische Repolarisationsstörungen. Das Vorliegen von Q-Zacken ist zwar mit einer hohen Spezifität für einen stattgefundenen Infarkt verbunden, allerdings nur mit einer geringen Sensitivität.

Belastungsuntersuchung

Determinierung der Vortestwahrscheinlichkeit einer KHK

Die Prinzipien der nichtinvasiven Untersuchungsverfahren sind bei Männern und Frauen gleich (Lualdi u. Douglas 1998). Nichtinvasive Verfahren sind aber generell bei Frauen weniger zuverlässig, da die uns zur Verfügung stehenden Modalitäten überwiegend in Studien bei Männern mittleren Alters validiert wurden. Trotzdem können nach sorgfältiger Selektion und Interpretation des Belastungstests Aussagen über das Vorliegen und die Schwere der KHK getroffen werden.

Die Entscheidung, welches Verfahren bei der Verdachtsdiagnose der KHK indiziert ist, setzt eine gründliche Kenntnis der zur Verfügung stehenden Methoden und das Verständnis des Bayes-Theorems voraus. Das Bayes-Theorem besagt, dass die Voraussagbarkeit eines Testergebnisses von der Prävalenz der Erkrankung abhängt. Das heißt, Frauen mit einer geringen Wahrscheinlichkeit einer KHK (sog. Vortestwahrscheinlichkeit) haben auch bei einem positiven Testergebnis weiterhin eine geringe Wahrscheinlichkeit einer KHK. Bei hoher Wahrscheinlichkeit bleibt die Wahrscheinlichkeit hoch, selbst wenn das Ergebnis negativ ist (Seafstreom et al. 1998). Daher sollte eine routinemäßige Untersuchung beschwerdefreier Patienten vermieden werden. Belastungsuntersuchungen sind für diejenigen Patienten sinnvoll, die eine mittelhohe Wahrscheinlichkeit einer KHK haben, z. B. Patienten mit atypischen Beschwerden und vielen Risikofaktoren oder Patienten mit typischen Beschwerden ohne Risikofaktoren (Redberg 1998). In allen anderen Fällen ist eine Belastungsuntersuchung nicht indiziert, wie z. B. bei jungen prämenopausalen Frauen ohne Risikofaktoren und mit atypischen Beschwerden oder bei älteren Frauen mit Risikofaktoren und typischer Angina. Im letzteren Fall ist eine direkte Herzkatheteruntersuchung sinnvoll.

Wahl der indizierten Belastungsuntersuchung

Die Wahl der Belastungsuntersuchung hängt von der körperlichen adäquaten Belastbarkeit der Patientin, den Veränderungen im Ruhe-EKG und von den Begleitumständen (z. B. Asthma, Übergewicht, Medikamente) ab.

Eine körperliche Belastung ist prinzipiell der pharmakologischen vorzuziehen, da die körperliche Belastung am ehesten die physiologischen Gegebenheiten widerspiegelt und Rückschlüsse auf tägliche Aktivitäten zulässt. Voraussetzung ist allerdings, dass die Patientin in der Lage ist, 85% der altersspezifischen maximalen Herzfrequenz zu erzielen. In allen anderen Fällen ist eine pharmakologische Belastung notwendig.

Folgende Belastungsuntersuchungen stehen zur Auswahl:

1. Belastungs-EKG,
2. Belastungsszintigramm (Thallium oder Technetium) und
3. Belastungsechokardiogramm

Belastungsszintigramm und -echokardiogramm können sowohl mit körperlicher Belastung als auch mit pharmakologischer Provokation mit Dobutaminen, Dipyridamol oder Adenosin durchgeführt werden.

Belastungs-EKG

Das Belastungs-EKG ist bei Frauen von begrenztem Wert. Es ist bei Frauen mit einer höheren Rate falsch-positiver Befunde (38–67%) verbunden als bei Männern (7–44%; De Sanctis 1993). Dagegen sind falsch-negative Befunde bei Frauen seltener (12–22%) als bei Männern (12–40%), trotz der Tatsache, dass Faktoren, die das Auftreten falsch-negativer Befunde begünstigen (hohe Prävalenz einer Eingefäßerkrankung, herabgesetzte physikalische Belastbarkeit), bei Frauen häufiger vorhanden sind (Alexander et al. 1998). Somit kann zwar bei Vorliegen eines normalen Belastungs-EKG eine KHK relativ zuverlässig ausgeschlossen werden, beim Vorhandensein pathologischer Befunde ist aber Vorsicht geboten und die Anwendung eines anderen nichtinvasiven Untersuchungsverfahrens (z. B. Belastungsechokardiographie) ratsam. Geschlechtsspezifische Metaanalysen zum Belastungs-EKG kommen ebenfalls zu dem Schluss, dass die Sensitivität und Spezifität des Belastungs-EKG bei Frauen geringer ist als bei Männern (Kwok et al. 1999). Bei 21.667 Männern lag die Sensitivität des Belastungs-EKG bei 68% und die Spezifität bei 77%. Bei 842 Frauen fand sich eine Sensitivität von 61% und eine Spezifität von 70% (Gianrossi et al. 1999). Mehrere Gründe spielen für die Geschlechtsunterschiede eine Rolle:

a) Frauen haben eine hohe Prävalenz unspezifischer ST-Streckenveränderungen, die die Wahrscheinlichkeit falsch-positiver Befunde erhöht.
b) Frauen entwickeln aus bislang nicht geklärten Ursachen und altersunabhängig EKG-Veränderungen, die nicht die ST-Strecke betreffen, aber eine Interpretation des Belastungs-EKG erschweren.
c) Die Vortestwahrscheinlichkeit einer KHK bei jungen Frauen ist gering, ebenfalls mit der Gefahr einer hohen Rate falsch-positiver Befunde.

Daher ist Vorsicht bei der Interpretation der Befunde positiver Belastungs-EKG geboten. Bei atypischen Beschwerden oder bei Fehlen von Risikofaktoren ist eine Wiederholung der Belastung in Kombination mit einem Echokardiogramm oder Szintigramm zur Erhöhung der Spezifität anzuraten. Ein negatives Belastungs-EKG schließt zwar

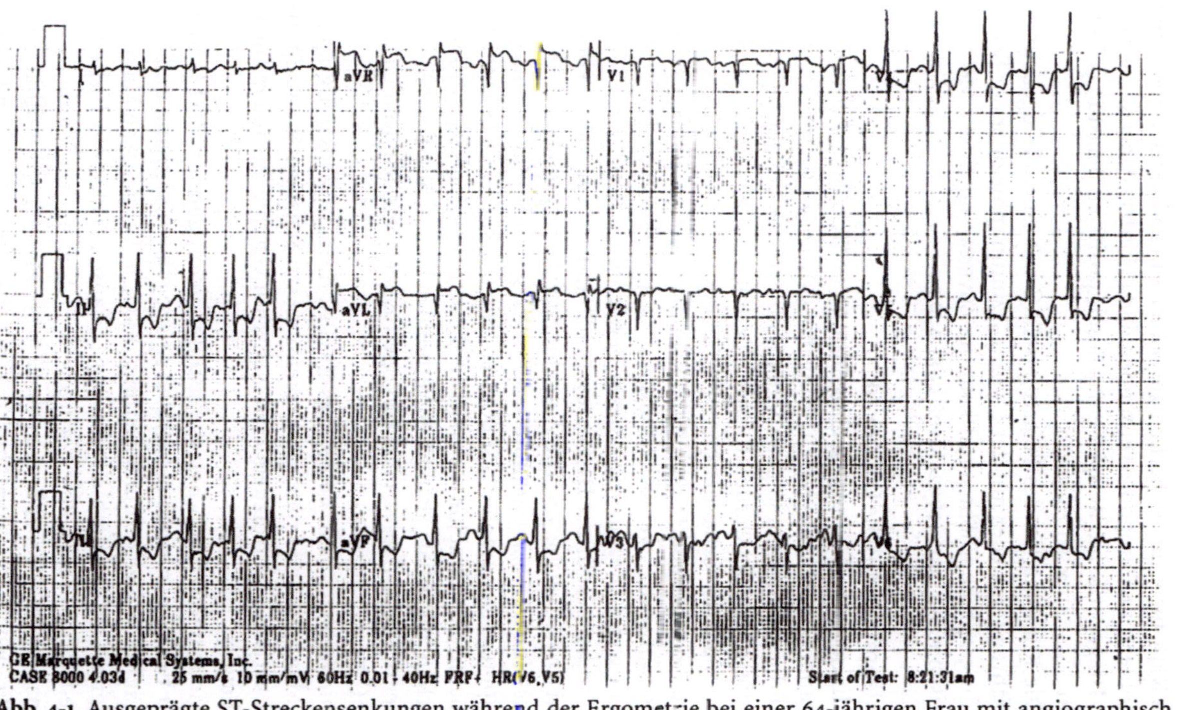

Abb. 4-1. Ausgeprägte ST-Streckensenkungen während der Ergometrie bei einer 64-jährigen Frau mit angiographisch unauffälligen Koronararterien

eine KHK nicht mit Sicherheit aus, ist aber bei adäquater Belastung mit einer guten Prognose verbunden und erfordert daher keine weitere Diagnostik. Ein Beispiel eines falsch-positiven Belastungs-EKG ist in Abbildung 4-1 zu sehen.

Die Kombination des Belastungs-EKG mit einem bildgebenden Verfahren (entweder mit der Myokardszintigraphie oder der Echokardiographie) erhöht signifikant die Zuverlässigkeit der Methode (Fleischmann et al. (1992; Kwok et al. 1999).

Nuklearmedizinische Diagnostik

Thallium-201 (^{201}Tl) und Technetium-99 (^{99m}Tc), das entweder mit Sestamibi (Kardiolite) oder Tetrofosmin (Myoview) verbunden wird, sind die am meisten angewandten Radioisotope bei der Myokardszintigraphie. Sie werden flussproportional im Myozyten angereichert, was das Vorhandensein von vitalem Myokardgewebe voraussetzt. Bei vermindertem Blutfluss kommt es zu einer herabgesetzten Isotopaufnahme, was sich szintigraphisch in einen sog. Perfusionsdefekt widerspiegelt. Wird dieser Bereich im Ruhezustand wieder perfundiert, ist dieser Defekt reversibel und es liegt somit kein nekrotisches Gewebe vor. Die Aufnahmen werden entweder in Form eines planaren Szintigramms oder mittels „single photon emission computed tomographie" (SPECT) erstellt. Die SPECT ist generell der planaren Szintigraphie vorzuziehen, da sie mit geringeren Störungen durch nichtkardiale Strukturen verbunden ist und mit dieser Methode selbst kleine Gebiete einer Hypoperfusion festgestellt werden können (Fintel et al. 1989).

Im Vergleich zum Belastungs-EKG ist die Myokardszintigraphie bei Männern und Frauen mit einer höheren Sensitivität und Spezifität verbunden. Trotzdem sind weiterhin Geschlechtsunterschiede vorhanden.

Metaanalysen von Belastungsuntersuchungen mit ^{201}Tl fanden zwar bei Frauen einen moderaten Anstieg der Sensitivität und Spezifität im Vergleich zum Belastungs-EKG, im Vergleich zu Männern waren sie aber weiterhin vermindert (Hansen et al. 1996). Insbesondere lag bei Frauen eine geringere Spezifität als bei Männern vor (Sensitivität: 78% bei Frauen vs. 84% bei Männern, Spezifität: 64% bei Frauen vs. 87% bei Männern; Kwok et al. 1999). Als Grund für die verminderte Spezifität wird ein gehäuftes Auftreten von Brustartefakten angegeben. Da ^{201}Tl ein relativ energiearmes Isotop ist, kann es bei Frauen zu einer scheinbar verminderten Aufnahme an der Vorderwand führen.

Eine Myokardszintigraphie mit ^{99m}Tc-Sestamibi ist im Vergleich zu Thallium mit einer höheren Spezifität verbunden. ^{99m}Tc ist ein relativ energiereiches Isotop und führt daher weniger zu Brustartefakten. Taillefer et al. (1997), die beide Methoden bei Frauen miteinander verglichen, fanden mit ^{99m}Tc-Sestamibi eine Sensitivität von 72% und eine Spezifität von 86%. Die Sensitivität der Thalliumuntersuchung lag in dieser Studie bei 75%, die Spezifität bei 62%.

Belastungsechokardiographie

Die Belastungsechokardiographie hat den Vorteil, dass sie ohne Strahlenexposition in der Praxis durch den Kardiologen selbst durchgeführt werden kann. Dabei steht sowohl die Kombination der Echokardiographie mit physikalischer Belastung (Laufbandergometrie oder Fahrradergometrie) als auch die Kombination mit pharmakologischer Provokation zur Verfügung. Neben Dobutamin kommen Arbutamin, Dipyridamol und Adenosin zur Anwendung. Dobutamin wird am häufigsten eingesetzt. Im Vergleich zum Laufbandergometer hat die Fahrradergometrie den Vorteil, dass die Bildaufnahme zum Zeitpunkt der höchsten Belastung möglich ist, was die Sensitivität des Verfahrens erhöht. Wird die Untersuchung in liegender Position am Fahrrad durchgeführt, trägt das erhöhte „Preload“ zu einer weiteren Steigerung der Belastung und somit der Aussagefähigkeit der Belastungsechokardiographie bei. Wird eine Laufbandergometrie durchgeführt, muss sich der Patient nach der Belastung zur Durchführung der Echokardiographie rasch auf eine Liege legen. Die Bildaufnahme sollte innerhalb einer Minute erfolgen, was exzellente und erfahrene Untersucher voraussetzt. Nur qualitativ hochwertige Bilder erlauben eine zuverlässige Interpretation. Heutzutage werden alle Bilder digital gespeichert; dies erlaubt eine parallele Beurteilung des Echokardiogramms vor und nach der Belastung. Die Aufzeichnung der 4 verschiedene Schallebenen: parasternale lange und kurze Achse und apikaler 4- und 2-Kammerblick ermöglichen eine Untersuchung der 16 Segmente des linken Ventrikels auf neu auftretende oder sich verschlechternde

Wandbewegungsstörungen. Eine Ischämie liegt dann vor, wenn unter der Belastung eine Hypo- oder Akinesie in einem oder in mehreren Ventrikelsegmenten auftritt. Die Lokalisation der Ischämie lässt Rückschlüsse zu, welches Koronargefäß eine Stenose aufweist.

Die Belastungsechokardiographie ist das einzige nichtinvasive Belastungsverfahren, bei dem keine Geschlechtsunterschiede in der Sensitivität und Spezifität der Methode vorliegen. Marwick et al. (1995) fand sowohl bei Männern als auch bei Frauen eine Sensitivität von 85% und eine Spezifität von 77%. Eine kürzlich veröffentlichte Metaanalyse bestätigte diese Daten. Die Sensitivität der Belastungsechokardiographie bei Frauen lag hier bei 86%, die Spezifität bei 79% (Sawada 1998). Neben der großen Genauigkeit der Methode ist die Belastungsechokardiographie auch das kostengünstigste Verfahren. Wird dieses Verfahren zur Abklärung der Verdachtsdiagnose einer KHK bei Frauen als erstes eingesetzt, können unnötige Koronarangiographien oder ander nichtinvasive Untersuchungsverfahren vermieden werden.

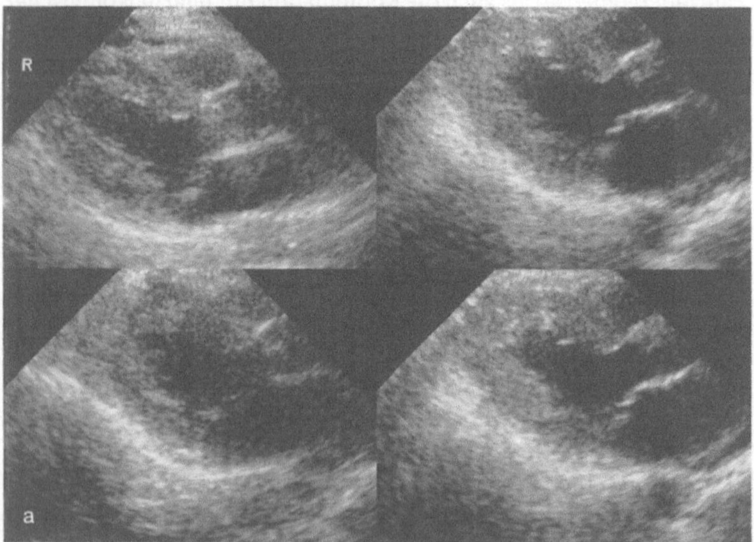

Abb. 4-2a–c. Positives Belastungsechokardiogramm einer 67-jährigen Frau (**a**). Unter Belastung tritt eine Hypokinesie des Septums auf (s. lange parasternale Achse).

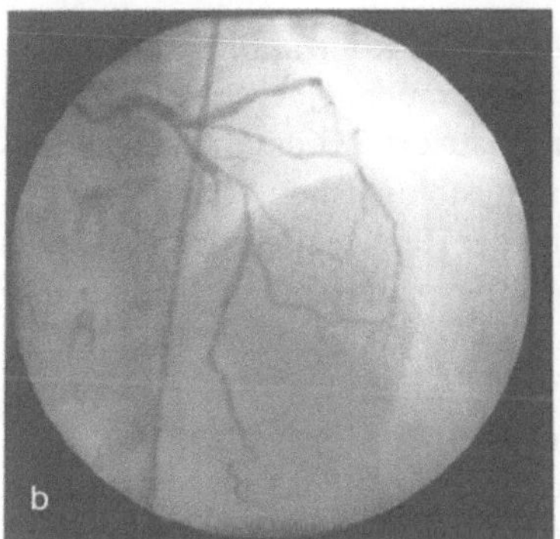

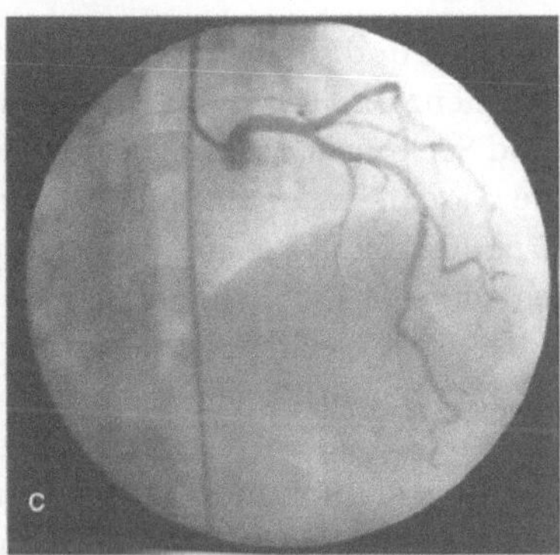

Abb. 4-2b,c. Angiographisch fand sich eine hochgradige LAD-Stenose (**b**), die erfolgreich dilatiert und mit einer Stentimplantation behandelt wurde (**c**)

Die Belastungsechokardiographie ist mit hoher Wahrscheinlichkeit in der Lage, Patientinnen mit mittelhohem Risiko einer KHK entweder der Hochrisikogruppe oder der Gruppe mit niedrigem Risiko zuzuordnen. Darüber hinaus erlaubt die Methode Aussagen über Ventrikelfunktion, Wanddicke und Klappenerkrankungen.

Abbildung 4-2a zeigt ein positives Belastungsechokardiogramm bei einer 67-jährigen Frau, Abbildung 4-2b, c den koronarangiographischen Befund und die subsiquente Intervention dieser Patientin.

Pharmakologische Belastungsuntersuchungen

Ist eine adäquate physikalische Belastung nicht möglich oder kann eine adäquate Herzfrequenz mit körperlicher Belastung nicht erzielt werden, ist eine Belastungsuntersuchung entweder mit vasodilatatorisch oder inotrop wirkenden Substanzen möglich. Alle pharmakologischen Belastungsuntersuchungen müssen mit einem bildgebenden Verfahren (entweder Myokardszintigraphie oder Echokardiographie) kombiniert werden. Da Frauen durch körperliche Belastung weniger häufig als Männer die für eine sinnvolle Aussage erforderliche maximale Herzfrequenz erreichen, spielen pharmakologische Belastungsuntersuchersuchungen bei Frauen eine größere Rolle als bei Männern. Die am meisten angewandte Substanz bei der pharmakologischen Belastung ist Dobutamin. Es wirkt sympathomimetisch und steigert somit die myokardiale Kontraktilität, die Herzfrequenz und letztlich den Sauerstoffverbrauch. Marwick et al. (1995) und Secknus u. Marwick (1997) demonstrierten, dass prinzipiell keine Geschlechtsunterschiede in den physiologischen Wirkungen des Dobutamins bestehen. Die Steigerung der Herzfrequenz tritt bei Frauen allerdings schneller ein als bei Männern. Bei Frauen ist die Sensitivität und Spezifität der Belastungsechokardiographie mit Dobutamin geringfügig niedriger als die mit physikalischer Belastung; dies ändert aber nichts daran, dass sie bei Frauen Methode der Wahl bleibt.

Dipyridamol und Adenosin sind die am häufigsten angewandten Vasodilatatoren. Sie führen zu einer Steigerung des koronaren Blutflusses im normalen Gefäßbett (bis um das 4fache) und somit zu einer verminderten Perfusion in stenotischen Abschnitten (sog. „coronary steal phenomenon"). Sie haben zahlreiche Nebenwirkungen (z. B. Gesichtsröte, Kopfschmerzen, Luftnot, Blutdruckabfall) und sind bei Asthma oder obstruktiver Lungenerkrankung kontraindiziert.

Zusammenfassung

Nichtinvasive diagnostische Verfahren sind nur dann sinnvoll, wenn der Arzt in der Lage ist, aufgrund der Anamnese und der körperlichen Untersuchung die Vortestwahrscheinlichkeit der Patientin zu bestimmen und mit den Ergebnissen der sorgfältig gewählten Belastungsuntersuchung zu vergleichen. Die Aussagekraft des Belastungs-EKG ohne Kombination mit einem bildgebenden Verfahren ist gering und oft mit falsch-positiven Befunden verbunden. Die genaueste und (daher) gleichzeitig kostengünstigte Belastungsuntersuchung bei Frauen ist die Belastungsechokardiographie, auch wenn sie mit höheren initialen Kosten verbunden ist (Abb. 4-3 und Tabelle 4-3). Sie ist daher Methode der Wahl. Voraussetzung ist allerdings, dass die Untersuchung von erfahrenen und technisch versierten Untersuchern durchgeführt wird. Ist das nicht der Fall, kommt als Alternative eine ^{99}Tc-Sestamibi-SPECT-Untersuchung in Betracht, die mit einer ähnlichen Sensitivität wie die Belastungsechokardiographie, aber mit einer geringeren Spezifität verbunden ist. Weiterer Nachteil der Myokardszintigraphie ist die Strahlenbelastung.

Eine Belastungsuntersuchung ist bei Patientinnen mit instabiler Angina kontraindiziert. Nach einem Myokardinfarkt sollte eine Belastungsuntersuchung in der Regel frühestens nach 3 Tagen durchgeführt werden.

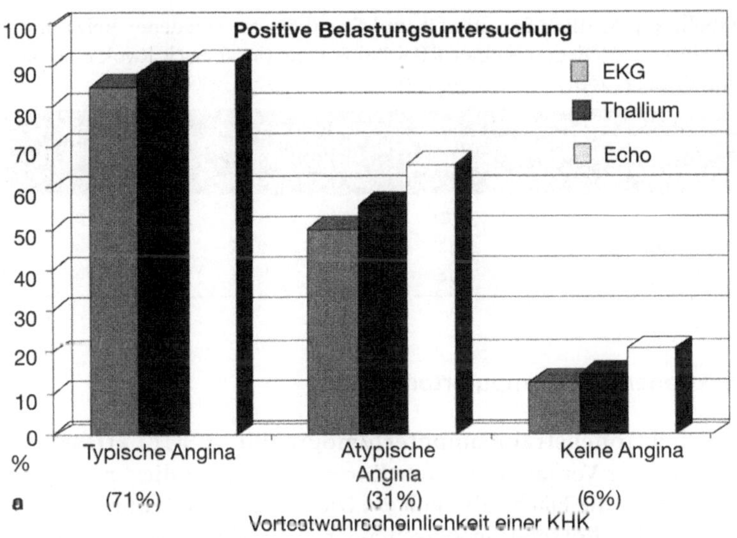

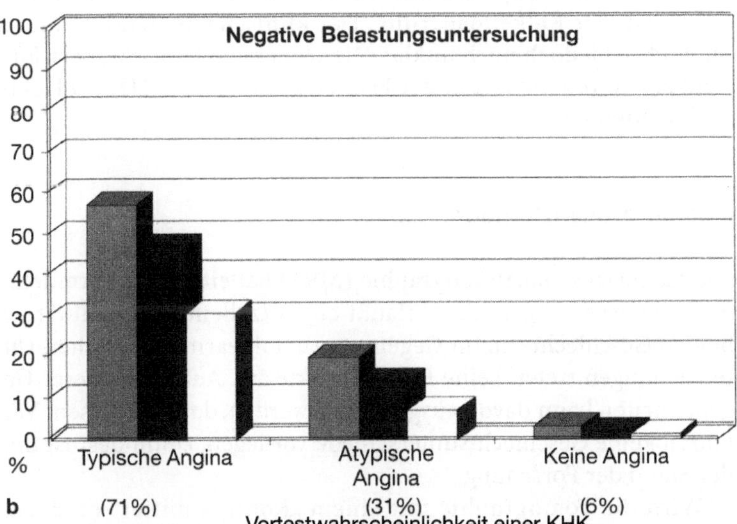

Abb. 4-3a, b. Wahrscheinlichkeit einer KHK bei einer 55-jährigen Frau in Abhängigkeit von Vortestwahrscheinlichkeit, Art der Angina und Belastungsuntersuchung. **a** Positive Belastungsuntersuchung, **b** negative Belastungsuntersuchung. (Mod. nach Kwok Yet al. 1999)

Tabelle 4-3. Mittlere Sensitivität und Spezifität verschiedener Belastungsverfahren zur Diagnose einer KHK bei Frauen. (Mod. nach Kwok et al.1999 und Douglas 2001)

Belastungsverfahren	Anzahl an Frauen (n)	Sensitivität [%]	Spezifität [%]
EKG	3.721	61	70
Thallium	842	78	64
Echo	296	86	79

Elektronenstrahlcomputertomographie

Die Elektronenstrahlcomputertomographie (EBCT) erfasst das Ausmaß der Verkalkungen der Koronargefäße. In die Analyse gehen sowohl die Fläche als auch die Dichte der Verkalkungen ein. Es besteht eine Korrelation zwischen Grad der Koronarstenosen und dem Grad der Kalkeinlagerung. Der klinische Stellenwert dieser Methode ist jedoch noch unklar. Die „American Heart Association" sieht z. Z. ihren Einsatz in der Früherkennung der KHK bei Hochrisikopatienten.

Magnetresonanztomographie

Die Magnetresonanztomographie (MRT) hat ein hohes räumliches Auflösungsvermögen; dies erlaubt eine exzellente Bildqualität bei beiden Geschlechtern. Im Gegensatz zu nuklearmedizinischen Untersuchungen treten keine Brustartefakte auf. Aufgrund dieser Gegebenheiten kann davon ausgegangen werden, dass bei diesem Verfahren keine Geschlechtsunterschiede vorliegen, zumindest ist dies der Stand der Forschung.

Wird die Tomographie mit einem „Kontrastmittel" (z. B. Gadolinium) durchgeführt, ist auch eine Evaluierung der myokardialen Perfusion möglich. Die MRT-Angiographie erlaubt sogar eine Darstellung des arteriellen Blutflusses ohne Gabe eines Kontrastmittels.

Herzkatheteruntersuchung

Es liegen nur wenige Daten zu Geschlechtsunterschieden bei der diagnostischen Herzkatheteruntersuchung vor. Steen et al. (1992) fanden bei Frauen eine höhere Rate vaskulärer Komplikationen sowie ein häufigeres Auftreten einer Niereninsuffizienz als bei Männern. Als Ursache geben sie die geringere Körpergröße der Frau, das höhere Lebensalter und die höhere Prävalenz des Diabetes mellitus an. Andere Komplikationen einschließlich Myokardinfarkt, Schlaganfall und Tod traten bei beiden Geschlechtern mit gleicher Häufigkeit auf.

Die Wertigkeit der verschiedenen diagnostischen Untersuchungsverfahren für Frauen ist in Tabelle 4-4 zu finden.

Tabelle 4-4. Wertigkeit verschiedener diagnostischer Verfahren zur Diagnose der KHK bei Frauen (0 bis ++++). (Mod. nach Patterson 1997)

	R oder R+B	Falsch (+)	Falsch (–)	Fraglich	Aussagekraft	Risiko	Kosten
EKG	R	+++	++	+++	+++	++	++
SPECT	R/S	++	+	++	+++	++	+++
ECHO	R/S	++	+	++	++	++	+++
PET	R/S	+	+	+	++	++	++++
MRT	R/S	++	+	++	+	++	++++
EBCT	R	++	+	+	++	0	++
Angiographie	R	0	0	0	++++	++++	++++

Angiographie koronare Angiographie, *B* Belastung, *EBCT* Elektronenstrahlcomputertomographie, *ECHO* Echokardiogramm, *MRT* Magnetresonanztomographie, PET Positron Emission Tomography, *R* Ruhe, *SPECT* Single Photon Emission Computed Tomography mit Thallium-201 oder Technetium-99m-Sestamibi,

Geschlechtsspezifische Unterschiede in der Anwendung von diagnostischen Herzkatheteruntersuchungen und invasiven Therapieformen

1987 wurde erstmals demonstriert, dass Männer 6-mal eher einer Herzkatheteruntersuchung zugeführt werden als Frauen. Selbst bei Vorliegen einer pathologischen Belastungsuntersuchung oder einer instabilen Angina wurde bei Frauen in geringerem Ausmaß als bei Männern eine invasive Diagnostik durchgeführt. In den letzten Jahren reduzierten sich zwar die Geschlechtsunterschiede in der klinischen Betreuung, eine völlige Gleichheit liegt aber noch immer nicht vor (Tabelle 4-5). Nur 34% der Frauen, aber 45% der Männer werden selbst nach einem positiven Belastungsszintigramm einer Herzkatheteruntersuchung zugewiesen. Aufgrund der Worcester-Heart-Attack-Studie liegen ähnliche Daten für Patienten mit einem Myokardinfarkt vor. Das relative Verhältnis von Herzkatheteruntersuchungen bei Männern zu dem bei Frauen lag in dieser Studie bei 1,69. Eine mögliche Erklärung für dieses Verhalten ist die noch immer verbreitete (und falsche) Annahme, dass Angina pectoris bei der Frau mit einer besseren Prognose verbunden ist als beim Mann. Das höhere Alter und mehr Begleiterkrankungen der Frau zum Zeitpunkt der Erstmanifestation der KHK sind weitere potenzielle Erklärungen. Nach der diagnostischen Herzkatheteruntersuchung ist nach einer Studie von Bell et al. (1993) aber der Anteil an Revaskularisationen zwischen Männern und Frauen gleich. Männer wurden zwar seltener einer Bypassoperation

Tabelle 4-5. Geschlechtsspezifische Häufigkeit einer Koronarangiographie (*KA*) bei Patienten mit stabiler KHK

Autor	Jahr	Patienten (n)	Frauen [%]	KA bei Frauen	KA bei Männern
Tobin et al.	1987	390	35	5	34
Ayanian u. Epstein	1991	49.623	43	16	28
Chae et al.	1993	840	47	34	45
Morise et al.	1994	1.980	44	24	21
Shaw	1994	840	47	34	45
Gregor et al.	1994	9.737	33	18	24

zugeführt, dafür war aber der Anteil der Frauen mit PTCA höher. Weintraub et al. (1996) und die Aysmptomatic-Cardiac-Ischemia-Pilot-(ACIP-)Studie (ACIP Investigators 1992), die eine geschlechtsspezifische Subgruppenanalyse durchführte, kommen zu dem gleichen Ergebnis (Frishman et al. 1998). Die Autoren fanden jedoch auch hier ein geschlechtsbedingtes unterschiedliches Verhalten.

Es besteht kein Zweifel, dass unabhängig vom Geschlecht eine frühzeitige invasive Diagnostik mit nachfolgenden Revaskularisationsmaßnahmen mit einer besseren Prognose vergesellschaftet ist. Darüber hinaus haben Frauen, die keine frühzeitige und ausschöpfende Diagnostik und Therapie erfahren und lediglich medikamentös behandelt werden, eine noch schlechtere Prognose als Männer. Eine Senkung der Morbidität und Mortalität der KHK bei Frauen ist nur dann möglich, wenn auch Frauen zeitgerecht einer Herzkatheteruntersuchung und anschließend einer PTCA oder Bypassoperation zugewiesen werden.

Medikamentöse Therapie

Zur optimalen Therapie der stabilen Angina pectoris bzw. KHK gehören:

- nichtpharmakologische Maßnahmen (Gewichtsabnahme, Einstellung des Rauchens, gesunde Ernährung),
- Modifikation der Risikofaktoren (Lipidsenkung, Blutdruck- und Diabeteseinstellung, Aspirin, körperliche Bewegung) und
- Einnahme antianginöser Medikation (Nitrate, Betablocker, Kalziumkanalbocker).

Nur wenige Studien haben die medikamentöse Therapie der stabilen KHK auf Geschlechtsunterschiede hin untersucht. Aufgrund des unterschiedlichen Hormonstatus, der Körperfettverteilung, des Gewichts und des generell höheren Lebensalters der Frau bei der Manifestation der KHK bestehen aller Wahrscheinlichkeit nach Unterschiede in

- der Wirkung,
- der Bioverfügbarkeit,
- den Nebenwirkungen und
- der Toxizität der verschiedenen Medikamente.

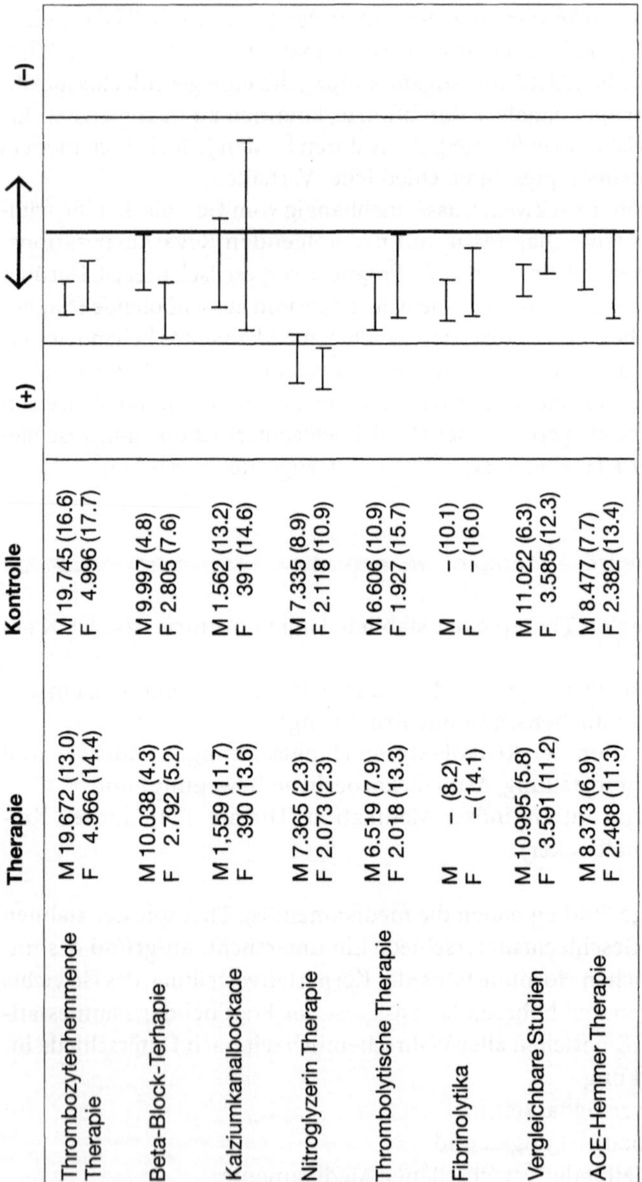

	Therapie	Kontrolle
Thrombozytenhemmende Therapie	M 19.672 (13.0)	M 19.745 (16.6)
	F 4.966 (14.4)	F 4.996 (17.7)
Beta-Block-Terhapie	M 10.038 (4.3)	M 9.997 (4.8)
	F 2.792 (5.2)	F 2.805 (7.6)
Kalziumkanalbockade	M 1,559 (11.7)	M 1.562 (13.2)
	F 390 (13.6)	F 391 (14.6)
Nitroglyzerin Therapie	M 7.365 (2.3)	M 7.335 (8.9)
	F 2.073 (2.3)	F 2.118 (10.9)
Thrombolytische Therapie	M 6.519 (7.9)	M 6.606 (10.9)
	F 2.018 (13.3)	F 1.927 (15.7)
Fibrinolytika	M – (8.2)	M – (10.1)
	F – (14.1)	F – (16.0)
Vergleichbare Studien	M 10.995 (5.8)	M 11.022 (6.3)
	F 3.591 (11.2)	F 3.585 (12.3)
ACE-Hemmer Therapie	M 8.373 (6.9)	M 8.477 (7.7)
	F 2.488 (11.3)	F 2.382 (13.4)

M = Männer, F = Frauen

Abb. 4-4. Geschlechtsspezifische proportionale Wirkung verschiedener Medikamente auf Morbidität und Mortalitat. (Mod. nach Fetters et al.1996)

Eine kürzlich veröffentlichte Übersichtsarbeit zu diesem Thema fand aber, dass die bei Männern angewandte medikamentöse Therapie auch für Frauen von gleich großem Nutzen ist (Abb. 4-4).

Betablocker

Betablocker sind der Eckstein der medikamentösen Therapie nicht nur der stabilen, sondern auch der instabilen Angina und des akuten Myokardinfarktes. Dabei sollte Substanzen mit überwiegender Hemmung myokardialer β_1-Rezeptoren (Metoprolol, Atenolol, Esmolol) der Vorzug gegeben werden.

Therapieziel ist

- eine Herzfrequenz zwischen 50 und 60 Schlägen/min. Kontraindikationen sind ein Av-Block 2. oder 3. Grades,
- eine Herzfrequenz unter 60 Schlägen/min,
- ein systolischer Blutdruck unter 90 mmHg,
- eine dekompensierte Herzinsuffizienz und
- obstruktive Lungenerkrankungen.

Das Vorliegen eines Emphysems oder Asthmas allein (ohne aktiven Bronchospasmus) ist nur eine relative Kontraindikation. Nach Einnahme von Betablockern führen gleiche Dosierungen bei Frauen zu höheren Plasmaspiegeln als bei Männern, möglicherweise hervorgerufen durch Geschlechtsunterschiede im Zytochrom-P-450-System und somit einer unterschiedlichen Metabolisierung der Substanzen in der Leber (Walle et al. 1989; Gilmore et al. 1992). Ansonsten sind aufgrund bisheriger Studien keine wesentlichen pharmakologischen oder geschlechtsspezifische Unterschiede in der Wirkung vorhanden.

Nitrate

Nitrate führen nach Konversion zu „nitric oxide" zu einer Dilatation von Arterien, Arteriolen und Venen. Die venöse Dilatation reduziert die Vorlast und den pulmonalen Kapillardruck, die arterielle Vasodilatation den Blutdruck, den Gesamtgefäßwiderstand und die

Nachlast. Darüber hinaus führen Nitrate zu einer Dilatation normaler und arteriosklerotisch veränderter Koronargefäße und hierdurch zu einem gesteigerten koronaren Blutfluss. Isosorbiddinitrate und Isosorbidmononitrate kommen in zahlreichen Zubereitungsformen mit kurzer und langer Halbswertszeit vor. Wichtig ist, ein nitratfreies Intervall von mehreren Stunden pro Tag einzuhalten, um eine Toleranzentwicklung zu vermeiden. Obwohl Nitrate sehr effektiv bei der Linderung der Angina pectoris sind, wurde bislang in keiner einzigen Studie eine Senkung der Letalität nachgewiesen. Studien zu Geschlechtsunterschieden liegen nicht vor (Abrams 1997).

Kalziumkanalblocker

Kalziumkanalblocker inhibieren den Kalziumeintritt in die glatte Muskelzelle, die Myokardzelle und in das kardiale Leitungssystem. Sie führen zu einer Vasodilatation einschließlich der Koronararterien, zu einer verminderten myokardialen Kontraktilität und Herzfrequenz mit der Folge eines herabgesetzten Sauerstoffverbrauchs des Myokards und gesteigerter koronarer Perfusion (Frishman 1997).

Es gibt 3 Klassen von Kalziumkanalblockern:
- Dihydropyridine wie z. B. Nifedipin und Amlodipin,
- Phenylalkamine wie z B. Verapamil und
- Diltiazem

Alle 3 Klassen sind zwar effektiv in der Behandlung der Angina pectoris. Im Gegensatz zu Betablockern wurde jedoch mit ihnen bislang keine Senkung der Letalität nach einem Myokardinfarkt nachgewiesen. Einige Studien berichten von einer Reduktion der Reinfarkte mit lang wirkenden Kalziumkanalblockern (z. B. mit Verapamil oder Diltiazem in retardierter Form). Kurz wirkende Kalziumkanalblocker sind jedoch mit einer erhöhten Infarktrate bei Männern und Frauen verbunden. Frauen, die in der Nurses-Health-Studie Kalziumkanalblocker zur Blutdruckkontrolle einnahmen, hatten nach 6 Jahren ein höheres Risiko eines Myokardinfarktes oder eines kardialen Todes als die Frauen, die andere antihypertensive Medikamente einnahmen (Michels et al. 1998). Verapamil wird wegen einer höheren Aktivität des Zytochrom-P 450-Systems bei Frauen rascher metabolisiert als bei Männern, und Amlodipin führt bei Frauen zu einer schnelleren Blutdrucksenkung (Kloner et al. 1996).

Zusammenfassung

Therapie der ersten Wahl sind (neben Azetylsalizylsäure) Betablocker und Nitrate. Kalziumkanalblocker sind nur bei schwerwiegenden Kontraindikationen für Betablocker indiziert und sollten nur in langwirkender Form verabreicht werden.

Interventionelle Therapie der stabilen Angina

Leider liegt bislang keine systematische Untersuchung von Geschlechtsunterschieden in der Erfolgs- und Komplikationsrate bei der PTCA oder anderen perkutanen invasiven Therapieformen vor. Selbst diejenigen großen Studien, die Mehrgefäßdilationen mit Bypasschirurgie verglichen, führten nur in seltenen Fällen eine geschlechtsspezifische Subgruppenanalyse durch. Tatsache bleibt, dass Frauen zum Zeitpunkt der Manifestation ihrer KHK durchschnittlich älter sind als Männer und auch mehr Begleiterkrankungen aufweisen. Diese Konstellation wirkt sich negativ auf die Morbidität und die Mortalität der interventionellen Therapie aus. Darüber hinaus wird postuliert, dass der Hormonstatus eine Rolle bei der Erfolgs- und Restenoserate der PTCA spielt. So ist es z. B. denkbar, dass Östrogene durch ihren vasodilatierenden Effekt das Ausmaß des No-reflow-Phänomens bei der Rotablatortherapie oder Stentimplantation (s. unten) und bei vorhandenem Thrombus reduzieren. Solange aber keine spezifische Literatur zur Beantwortung dieser Fragen vorliegt, muss sich das Wissen auf die wenigen zur Verfügung stehenden Arbeiten beschränken.

PTCA und Stentimplantation

Die primäre PTCA beim akuten Myokardinfarkt und ihr Vergleich mit Thrombolyse wurde im Kapitel „Myokardinfarkt" besprochen. Die Glykoprotein-IIb/IIIa-Rezeptorantagonisten wurden im Kapitel „Akutes Koronarsyndrom" abgehandelt.

Seit der ersten Ballondilatation, die Gruentzig 1977 an der Universitätsklinik in Zürich erfolgreich durchführte, hat das Gebiet der interventionellen Kardiologie einen enormen Fortschritt und demzufolge eine ständig zunehmende Anzahl an Indikationen und somit Interventionen erfahren.

Einen besonderen Auftrieb fand mit der Einführung des Stents, der 1987 von Sigwart in die interventionelle Kardiologie eingeführt wurde, statt. Er wird heute nicht nur bei drohendem Gefäßverschluss, sondern auch zur Reduktion der Restenoserate eingesetzt. In der Bundesrepublik Deutschland wurden 1993 69.804 Ballondilatationen durchgeführt; 1996 waren es 125 840. Weltweit liegt die Anzahl der jährlichen PTCA bei über 1 Mio.

Der der PTCA zugrunde liegende Mechanismus ist komplex, besteht aber hauptsächlich aus 2 Komponenten:

1. einer Fraktur des atheromatösen Plaques, was eine lokalisierte intramurale Dissektion mit einschließt, und
2. einer Dehnung der nichtatheromatösen Gefäßanteile.

Die wichtigsten Komplikationen nach PTCA und Stentimplantation sind

- der abrupte Verschluss des Gefäßes durch eine ausgedehnte Dissektion,
- das No-reflow- oder Slow-reflow-Phänomen durch distale Embolisation von Plaquematerial oder Thrombus (insbesondere beim degenerierten Venenbypass oder bei angiographisch sichtbarem Thrombus) und
- die Restenose.

Vor der Stentimplantation war der abrupte Gefäßverschluss die am meisten gefürchtete Komplikation. Sie war die führende Ursache für einen mit der PTCA verbundenen Myokardinfarkt, Tod oder notwendige Notfallbypassoperation. Ihre Inzidenz lag vor der Verfügbarkeit von Stents bei 7%. Heutzutage konnte diese Zahl durch die Stentimplantation auf unter 1% gesenkt werden. Die Sammelstatistik der ALKK (Arbeitsgemeinschaft leitender kardiologischer Krankenhausärzte) in Deutschland berichtete von eine Rate von 0,6% in den Jahren 1992–1996 (Neuhaus 1996). Todesfälle sind selten und liegen nach der ALKK-Statistik bei 0,4%. Myokardinfarkte sind entweder durch einen Gefäßverschluss (z. B. im Rahmen einer Dissektion) oder durch distale Embolisation bedingt. Im letzteren Fall handelt es sich um „Non-Q-Wave-Infarkt". Ihre Inzidenz liegt bei 4%. Die Inzidenz der Q-Wave Infarkte beträgt 1%. Vaskuläre Komplikationen hängen u. a. von der Größe der Katheterschleuse ab und sind dementsprechend häufiger als bei der diagnostischen Herzkatheteruntersuchung. Ihre Inzidenz liegt zwischen 5 und 9% (Popma et al. 1993).

Klinische Faktoren, die die Wahrscheinlichkeit, an einem abrupten Gefäßverschluss zu sterben, erhöhen, sind eine reduzierte Ventrikelfunktion, hohes Lebensalter und die Dilatation eines Gefäßes, das einen großen Bezirk vitalen Herzmuskelgewebes versorgt.

Folgende Merkmale sind mit einem erhöhten Risiko eines abrupten Gefäßverschlusses verbunden:

a) Charakteristika des Patienten:
- Mehrgefäßerkrankung,
- instabile Angina,

b) angiographische Befunde:
- ausgeprägte Angulierung (>90),
- Schlängelung des Gefäßes,
- kompletter Verschluss,
- lange (>10 mm) Stenose,
- Kalzifikationen,
- ostiale Stenosen,
- Stenosen mit Einbeziehung größerer Seitenäste,
- Bifurkationsstenosen,
- angiographisch nachweisbarer Thrombus und
- Venenbypassstenosen.

Für die Klassifikation der Koronararterienstenosen in Bezug auf die Erfolgs- und Komplikationsrate bei einer PTCA durch das „American College of Cardiology“ und die „American Heart Association“ und die Indikationen und Kontraindikationen der PTCA und andererer invasiver Verfahren wird auf die Lehrbücher der Kardiologie verwiesen.

Das Risiko abrupter Gefäßverschlüsse konnte durch die die PTCA begleitende thrombozytenhemmende Therapie (Aspirin, Ticlopidin, Clopidrogel, GP-IIb/IIIa-Rezeptorantagonisten) signifikant gesenkt werden (s. Lehrbücher der Kardiologie).

Geschlechtsspezifische Erfolgs- und Komplikationsraten der PTCA

Es ist eine allgemein verbreitete Annahme, dass die Komplikationsrate der PTCA bei der Frau höher als beim Mann, die Erfolgsrate allerdings geringer ist.

Es stellt sich die Frage, ob diese Aussage auch noch im 21. Jahrhundert, nach einer enormen Entwicklung der perkutanen koronaren Intervention in den letzten 20 Jahren zutrifft! Falls ja, sind technische Aspekte, biologische Geschlechtsunterschiede oder Vorurteile in der Zuweisung für Angiographie und Intervention dafür verantwortlich?

Mitte der 80er Jahre berichtete die „National Heart, Lung, and Blood Institute (NHLBI) 1985–1986 PTCA Registry“ bei Frauen eine signifikant erhöhte Rate an Dissektionen, abrupten Gefäßverschlüssen, Vasospasmen und Kammerflimmern mit einer Erfolgsrate von nur 70%. Obwohl keine andere große Studie zu ähnlich ausgeprägten geschlechtsbedingten Unterschieden kommt, berichten die meisten und selbst die neuesten Studien weiterhin von einer geringfügig höheren Komplikationsrate, insbesondere über Blutungen an der Punktionsstelle und über Dissektionen.

Die Erfolgsrate hat sowohl für Männer als auch für Frauen kontinuierlich zugenommen und liegt bei beiden Geschlechtern bei 95% (Tabelle 4-6). Zu Beginn der Dilatationsära dachte man, dass die geringere Körper- und Gefäßgröße der Frauen für die höhere Komplikationsrate verantwortlich war. Eine Re-Analyse der gleichen

Tabelle 4-6. Geschlechtsunterschiede in technischer Erfolgs- und in Mortalitätsrate bei der koronaren Angioplastie. (Mod. nach Douglas 2001)

Autor	Periode	Angiographischer Erfolg Frauen [%]	Angiographischer Erfolg Männer [%]	Mortalität Frauen [%]	Mortalität Männer [%]
Cowley et al. 1985	1978–1982	60	66	1,7	0,3
Kelsey et al. 1993	1985–1986	84	87	2,6	0,3
Arnold et al. 1994	1980–1988	94	93	1,1	0,3
Bell et al. 1993	1988–1990	87	90	2,9	1,4
Weintraub et al. 1996	1980–1991	91	90	0,7	0,1
O'Connor et al. 1999	1994–1996	–	–	1,3	0,9

NHLBI-Registry-Daten fand jedoch keine Korrelation zwischen Körpergewicht, Körperoberfläche und Body-mass-Index. PTCA-bedingte Komplikationen liegen insgesamt häufiger bei Patienten mit geringer Körpergröße unabhänging vom Geschlecht vor.

Malenka et al. (1999) und Weintraub et al. (1994) berichten von einer höheren Krankenhausmortalität bei der PTCA bei Frauen als bei Männern (1,6 vs. 0,7% und respektive 0,7 vs. 0,1%) und einer höheren Rate an notfallmäßigen Bypassoperationen (2,6 vs. 2,0%; s. ebenfalls Tabelle 4-6). Nach statistischer Korrektur des Lebensalters, der Risikofaktoren, der stattgefundenen Infarkte und der instabilen Angina hatte das Geschlecht jedoch keinen signifikanten unabhängingen Effekt auf die Krankenhausmortalität. Da Frauen zum Zeitpunkt der Krankenhausaufnahme meistens älter sind als Männer und mehr Begleiterkrankungen aufweisen, haben sie auch häufiger eine schwerere KHK, mit der Folge höherer Komplikationsraten bei der PTCA oder Stentimplantation. Wie bereits die Mortalitätsdaten beim Infarkt zeigten, ist das bei Frauen gefundene höhere

Risiko durch das höhere Lebensalter der Frau zum Zeitpunkt der Erstmanifestation der KHK und die höhere Prävalenz an Diabetes mellitus, Hypertonie und instabiler Angina bedingt.

In den USA sind ca. 70% aller perkutanen koronaren Interventionen mit Implantation eines Stents verbunden. Leider liegen noch keine größeren Studien vor, die Einblicke in geschlechtsspezifische Unterschiede nach Stentimplantation erlauben. Den ersten Berichten nach ist insgesamt ein geringeres Auftreten von Komplikationen

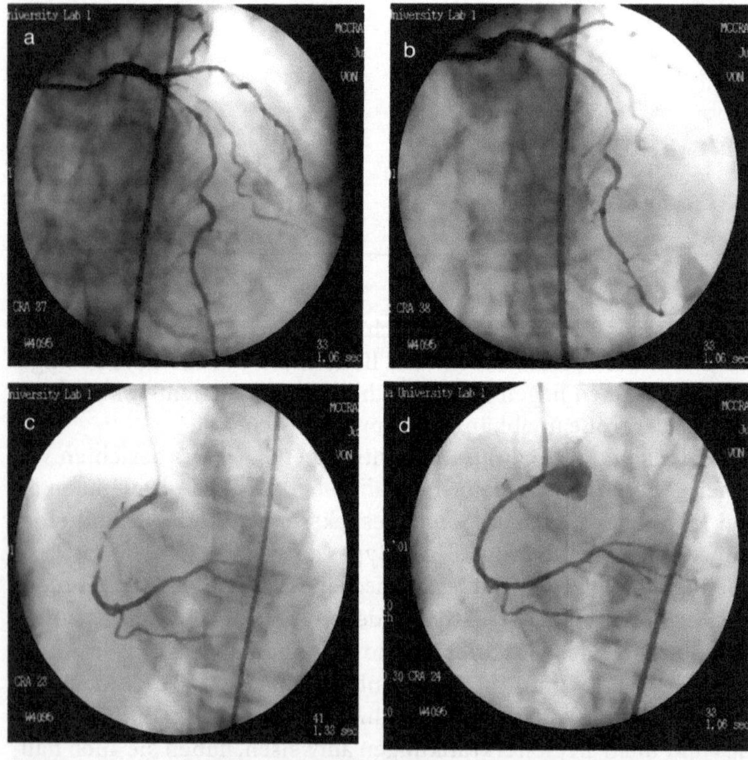

Abb. 4-5a–d. Erfolgreiche Zweigefäßdilatation [LAD-Stenose und Stenosen der rechten Koronararterie; koronarangiographische Bilder vor (**a,c**) und nach der Dilatation (**b,d**)] bei einer 92-jährigen Patientin mit Angina der CCS-Klasse III

und Todesfällen als mit der PTCA, unabhänging vom Geschlecht, feststellbar. Schwere Komplikationen wie notfallmäßige Bypassoperation, Myokardinfarkt und Tod waren bei beiden Geschlechtern gleich. Geringere Komplikationen wie Leistenhämatome und chirurgische Revision der Punktionsstelle waren allerdings bei der Frau häufiger. Nur Fishman et al. (1992) fanden bei Frauen eine geringe technische Erfolgsrate (89 vs. 96%) und eine leicht höhere Inzidenz an Non-Q-Wave-Infarkten. Insgesamt weist die Mehrzahl der Daten darauf hin, dass mit fortschreitender Technologie und verbesserter Begleitmedikation in der Zukunft mit einer weiteren Reduktion von Komplikationen und Geschlechtsunterschieden zu rechnen ist. Eine erfolgreiche PTCA mit Stentimplantation bei einer 92-jährigen Patientin zeigt Abbildung 4-5.

Insgesamt sind die Komplikationen und insbesondere die peripheren Gefäßkomplikationen bei der Frau geringfügig erhöht. Wesentliche Ursachen sind das höhere Lebensalter, die höhere Anzahl an Begleiterkrankungen und die geringere Gefäßgröße.

Restenose

Das Geschlecht ist kein Risikofaktor für Restenose. In der vor wenigen Jahren durchgeführten Multihospital-Eastern-Atlantic-Restenosis-Trial-Studie betrug die angiographische Restenose beim Mann 39% und bei der Frau 42%. Eine sorgfältig durchgeführte Metaanalyse von 31 verlässlichen Studien (von 212 publizierten) fand, dass das weibliche Geschlecht keinen Einfluss auf die Restenoserate hatte (Bobbio et al. 1991).

Adjunktive interventionelle Verfahren: Rotablatortherapie, direktionale koronare Atherektomie und Lasertherapie

Alternative Techniken zur Ballondilatation und Stentimplantation werden dann eingesetzt, wenn aufgrund der Morphologie der Stenose ein unbefriedigendes Ergebnis mit den konventionellen Methoden zu erwarten ist. Hierzu gehören v. a. stark verkalkte Stenosen (Rotablator besonders geeignet), langstreckige Stenosen und Ostiumstenosen. Ihr begrenzter Indikationsbereich klassifiziert diese Verfahren als „Nischenverfahren". Die prozentuale Anwendungshäufigkeit in Europa und in den USA ist gering und liegt z. B. für die Rotablatortherapie bei 5%. Mit Ausnahme der Rotablatortherapie, ohne die stark verkalkte Gefäße interventionell nicht adäquat angegangen werden können, ist weltweit ein Rückgang dieser alternativen Techniken zu verzeichnen.

Die Atherektomie erfordert den Gebrauch von größeren Führungskathetern und dementsprechend größeren Einführungsschleusen in der Leiste als bei der reinen Ballondilatation. Dies erhöht die Gefahr peripherer und koronarer Gefäßverletzungen. Erwartungsgemäß ist auch die mit diesen neuen Verfahren berichtete Komplikationsrate für Frauen (die in der Regel schmalere Gefäße aufweisen) höher als für Männer. Mit direktioneller Atherektomie wurde eine Erfolgsrate von 89% bei der Frau vs. 95% beim Mann und durch die Intervention bedingte Infarkte von 5% vs. 4% angegeben. Periphere Gefäßkomplikationen, notfallmäßige Bypassoperationen und die Krankenhaussterblichkeit waren ebenfalls beim weiblichen Geschlecht häufiger. Die „Percutaneous Excimer Laser Coronary Angioplasty Registry" fand eine höhere Inzidenz an Perforationen bei der Frau und insbesondere bei der diabetischen Patientin (Bell et al. 1994; Casale et al. 1993; Fishman et al. 1992).

Mehrgefäß-PTCA – Wann PTCA, wann Bypassoperation? Vergleich in randomisierten Studien

Es besteht kein Zweifel, dass Patienten mit Hauptstammstenose und/oder Mehrgefäßerkrankung mit Einbeziehung des LAD und mit reduzierter Ventrikelfunktion einer Bypassoperation zugeführt werden sollen. Obwohl die PTCA bei mindestens 50% aller Patienten mit Mehrgefäßerkrankung, die sich sowohl für eine PTCA als auch für eine Bypassoperation eignen, eingesetzt wird, wurde erst kürzlich dokumentiert, dass diese Vorgehensweise auch klinisch sinnvoll und nicht zu risikoreich ist. Seit 1992 wurde in 8 randomisierten Studien die perkutane koronare Intervention mit der Bypassoperation verglichen. Nur 15–27% aller einbezogenen Patienten waren Frauen, was in den meisten Studien aufgrund der geringen Fallzahl keine Subgruppenanalyse erlaubte. Die Bypass-and-Angioplasty-Revascularization-(BARI-)Studie schloss zwar genügend Frauen mit ein, untersuchte aber ihre Daten nicht auf Geschlechtsunterschiede (Pocock et al. 1995). Leider liegt auch bislang keine geschlechtsspezifische Metaanalyse aller 8 Studien vor. Eine geschlechtsunabhängige Metaanalyse aller vorhandenen Daten kommt einstimmig zu dem Schluss, dass aus prognostischer Sicht keines der Verfahren dem anderen überlegen ist und dass kein Geschlechtsunterschied besteht. Alle Patienten – unabhängig ob Mann oder Frau – hatten ein insgesamt geringes Risiko für Krankenhauskomplikationen. Todesfälle traten in der BARI-Studie bei 1,3% der Bypasspatienten und bei 1,1% der PTCA-Patienten auf, Schlaganfälle in 0,8% vs. 0,2% und Myokardinfarkte (Q-Wave-Infarkt) in 4,6% bzw. 2,1% aller Fälle. Patienten, die einer PTCA unterzogen wurden, hatten allerdings in den ersten Jahren eine höhere Inzidenz an Angina, was auf die weniger vollständige Revaskularisation zurückzuführen ist. Nach 3 Jahren war aber kein Unterschied zur Bypassoperation mehr feststellbar. Nach 5 Jahren

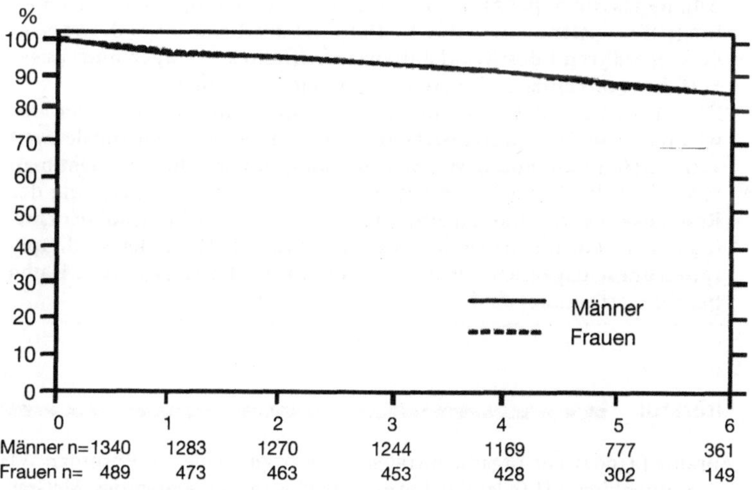

Abb. 4-6. Überlebensrate von Frauen und Männern in der BARI-Studie (1996)

brauchten nur 8% der Bypasspatienten, aber 54% der PTCA-Patienten eine erneute Revaskularisation, was mit der höheren Restenoserate der PTCA zusammenhängt. Die Langzeitüberlebensraten waren in beiden Gruppen exzellent: 90% aller Patienten waren noch nach 3 Jahren, 80% noch nach 6 Jahren am Leben (s. Abb. 4-6). Zieht man in Betracht, dass Frauen zum Zeitpunkt des Eingriffs älter waren und mehr Ko-Morbidäten als Männer hatten, wiesen sie sogar einen besseren klinischen Verlauf auf als die Männer.

Einzige Ausnahme in Bezug auf diese Daten sind Diabetiker mit Mehrgefäßerkrankung. Aufgrund einer Subgruppenanalyse in der BARI-Studie war die Überlebensrate der Bypass-operierten Diabetiker (unabhänging vom Geschlecht) nach 5 Jahren höher als die der diabetischen PTCA-Patienten.

Zusammenfassung

Abgesehen von der Diabetikerin ist die Prognose geschlechtsunabhängig sowohl mit der PTCA als auch mit der Bypassoperation in diesem Patientenkollektiv exzellent. PTCA-Patienten haben wegen der inkompletten Revaskularisation in den ersten 3 Jahren nach dem Eingriff mehr Angina als die Bypasspatienten und brauchen häufiger einen zweiten Eingriff (meistens eine 2. PTCA). Dafür ist ihr Risiko eines Q-Wave-Infarktes während des Krankenhausaufenthaltes geringer und dieses Verfahren mit einer geringeren Invasivität verbunden.
Die uns vorliegenden Studienergebnisse wurden in der Ära vor der Entwicklung von Glykoprotein-IIb/IIIa-Rezeptorantagonisten und der weit verbreiteten Anwendung von Stentimplantationen erhoben. Zieht man zusätzlich die Entwicklung potenter Verfahren zur Reduzierung der Restenoserate (z. B. mit Rapamycin überzogene Stents) und auf der chirurgischen Seite die Anwendung weniger invasiver Methoden (z. B. Operation am schlagenden Herzen) in Betracht, wird klar, dass diese Daten bereits jetzt veraltet sind.

Literatur

Abrams J (1997) The organic nitrates and nitroprusside. In: Frishman WH, Sonnenblick EH (eds) Cardiovascular Pharmacotherapeutics. McGraw-Hill, New York, pp 253–265

ACIP Investigators (1992) Asymptomatic cardiac ischemia pilot (ACIP) study. Am J Cardiol 70:744–747

Alexander KP, Shaw LJ, Delong ER et al. (1998) Value of exercise treadmill testing in women. J Am Coll Cardiol 32:1657

Arnold AM, Mick MJ, Piedmonte MR, Simpfendorfer C (1994) Gender differences for coronary angioplasty. Am J Cardiol 74:18

Ayanian JZ, Epstein AM (1991) Differences in the use of procedures between women and men hospitalized for coronary artery disease. N Engl J Med 325:221–225

BARI-Studie (1996) Comparison of coronary bypass surgery with angioplasty in patients with multivessel disease. The Bypass Angioplasty Revascularization Investigation (BARI-) Investigators. N Engl J Med 335:217–225]

Bell MR, Holmes DR, Berger PB et al. (1993) The changing in-hospitl mortality of women undergoing percutaneous transluminal coronary angioplasty. JAMA 269:2091

Bell MR, Garratt KN, Bresnahan JF, Holmes DR jr (1994) Immediate and long-term outcome after directional coronary atherectomy: analysis of gender differences. Mayo Clin Proc 69:723–729

Bell MR, Berger PB, Holmes DR jr, Mullany CJ, Bailey KR, Gersh BJ (1995) Referral for coronary artery revascularization procedures after diagnostic coronary angiography: evidence for gender bias? J Am Coll Cardiol 25:1650–1655

Bobbio M, Detrano R, Colombo A et al. (1991) Restenosis rate after percutaneous transluminal coronary angioplasty: A literature overview. J Invas Cardiol 3:214–224

Casale PN, Whitlow PL, Franco I et al. (1993) Comparison of major complication rates with new atherectomy devices for percutaneous coronary intervention in women versus men. Am J Cardiol 71:1221–1223

Chae SC, Heo J, Iskandrian AS et al. (1993) Identification of extensive coronary artery disease in women by exercise single-photon-emission computed tomographic (SPECT) thallium imaging. J Am Coll Cardiol 21:1305–1311

Chiriboga DE (1993) A community wide perspective of gender differences and temporal trends in the use of diagnostic and revascularization procedures for acute myocardial infarctions. Am J Cardiol 71:268–273

CowleyMJ, Mullin SM, Kelsey SF et al. (1985) Sex differences in early and long-term results of coronary angioplasty in the NHLBI PTCA registry. Circulation 71:90

Chronos NA, Ewing HL, McGorisk GM et al. (1997) Percutaneous transluminal coronary angioplasty in women. In: Julian DG, Wegner NK (eds) Women and heart disease. Mosby, St. Louis/MO, p 183–192

De Sanctis RW (1993) Clinical manifestations of coronary artery disease: Chest pain in women. In: Wenger NK, Speroff L, Packard B (eds) Cardiovascular health and disease in women. Le Jacq Communications, Greewich/CT, p 67

Douglas PS (2001) Coronary artery disease in women. In: Braunwald E, Zipes DP und Libby P (eds) Heart disease. Saunders, Philadelphia, vol. 58, p 2045]
Fetters JK, Peterson ED, Shaw LJ et al. (1996) Sex-specific differences in coronary artery disease risk factors, evaluation, and treatment: Have they been adequately evaluated? Am Heart J 131:796–804
Fintel DJ, Links JM, Brinker JA et al. (1989) Improved diagnostic performance of exercise thallium-201 single photon emission computed tomography over planar imaging in the diagnosis of coronary artery disease: A receiver operating characteristic analysis. J Am Coll Cardiol 13:600
Frishman WH, Gomberg-Maitland M, Hirsch H et al. (1998) Differences between male and female patients with regard to baseline demographics and clinical outcomes in the Asymptomatic Cardiac Ischemia Pilot (ACIP) Trial. Clin Cardiol 21:184–190
Fishman RF, Friedrich SP, Gordon PC et al. (1992) Acute and long-term results of new coronary interventions in women and the elderly. Circulation 86 (Suppl 1): I-255
Fleischmann KE, Hunink MGM, Kunts KM, Douglas PS (1998) Exercise echocardiography or exercise SPECT imaging? A meta-analysis of diagnostic test performance. JAMA 280:913
Frishman WH (1997) Calcium-channell blockers. In: Frishman WH, Sonnenblick EH (eds) Cardiovascular Pharmacothereutics. McGraw-Hill, New York, pp 101-130
Frishman WH, Gomberg-Maitland M, Hirsch H et al. (1998) Differences between male and female patients with regard to baseline demographics and clinical outcomes in the Asymptomatic Cardiac Ischemia Pilot (ACIP) Trial. Clin Cardiol 21:184–190
Gianrossi R, Detrano R, Mulvihill D et al. (1999) Exercise-induced ST depression in the diagnosis of coronary artery disease in women. Am J Cardiol 83(5):660–666
Gilmore DA, Gal J, Gerber JG, Nies AS (1992) Age and gender influence the stereo-selective pharmacokinetics of propranolol. J Pharm Exp Ther 261:1181–1186
Gregor RD, Bata I, Eastwood BJ et al. (1994) Gender differences in the presentation, treatment, and short-term mortality of acute chest pain. Clin Invest Med 17:551–562
Hansen CL, Crabbe D, Rubin S (1996) Lower diagnostic accuracy of tallium-201 SPECT myocardial perfusion imaging in women: an effect of smaller chamber size. J Am Coll Cardiol 28(5):1214–1219
Kelsey SF, James M, Holubkov AL et al. (1993) Results of percutaneous transluminal coronary angioplasty in women: 1985–1986 NHLBI coronary angioplasty registry. Circulation 87:720
Kloner RA, Sowers JR, DiBona GF et al. (1996) Sex- and age-related antihypertensive effects of Amlodipine: the Amlodipine Cardiovascular Community Trial Study Group. Am J Cardiol 77:713–722

Kwok Y, KIM C, Grady D et al. (1999) Meta-analysis of exercise testing to detect coronary artery disease in women. Am J Cardiol 83:660

Malenka DJ, O'Rourke D, Miller MA et al. (1999) Cause of in-hospital death in 12,232 consecutive patients undergoing percutaneous transluminal coronary angioplasty. Am Heart J 137;632

Marwick TH, Anderson T, Williams MJ et al. (1995) Exercise echocardiography is an accurate and cost effective technique for detection of coronary artery disease in women. J Am Coll Cardiol 26:335

Michels KB, Rosner BA, Manson JE et al. (1998) Prospective study of calcium-channel blocker use, cardiovascular disease, and total mortality among hypertensive women: the Nurses Health Study. Circulation 97:1540–1548

Morise AP, Singh P, Duval R (1994) Correlation of reported exercise test results with recommendations for coronary angiography in men and women with suspected coronary artery disease. Am J Cardiol 75:180–187

Neuhaus KL (1996) Qualitätssicherung bei Kroronararteriendilatation. Deutsch Aerztebl 51:3383–3385

O'Connor GT, Malenka DJ, Quinton H et al. (1999) Multivariate prediction of in-hospital mortality after percutaneous coronary interventions in 1994–1996. J Am Coll Cardiol34:681

Patterson RE (1997) Special problems with cardiovascular imaging to assess coronary artery disease in women. In: Julian DG, Wenger NK (eds) Women and heart disease. Dunitz, London, vol 6, p 95]

Pocock SJ, Henderson RA, Rickards AF et al. (1995) Meta-analysis of randomised trials comparing coronary angioplasty with bypass surgery. Lancet 346:1184–1189

Popma JJ, Satler LF, Pichard AD et al. (1993) Vascular complications after balloon and new device angioplasty. Circulation 88:1569–1578

Recommendations of the Task Force of the European Society of Cardiology (1997) Management of stable angina pectoris. Eur Heart J 18:398

Redberg RF (1998) Diagnostic testing for coronary artery disease in women and gender differences in referral for revascularization. Cardiol Clin 16(1):67–77

Sawada SG (1998) Diagnostic and prognostic value of stress echocardiography (review). Cardiol Rev 6(2):96–99

Schulman KA, Berlin JA, Harless W et al. (1999) The effect of race and sex on physicians' recommendations for cardiac catheterization. N Engl J Med 340:618

Seafstreom K, Nielsen NE, Bjeorkholm A et al. (1998) Unstable coronary artery disease in post-menopausal women: identifying patients with significant coronary artery disease by basic clinical parameters and exercise test. IRIS Study Group. Eur Heart J 19(6):899–907

Secknus MA, Marwick TH (1997) Influence of gender on physiologic response and accuracy of Dobutamine echocardiography. Am J Cardiol 80(6):721–724

Shaw LJ, Miller DD, Romeis JC et al. (1994) Gender differences in the noninvasive evaluation and management of patients with suspected coronary artery disease. Ann Intern Med 120:559–566

Shaw LJ, Miller DD, Romeis JC et al. (1991) Gender differences in the noninvasive evaluation and management of patients with suspected coronary artery disease. Ann Intern Med 120:559

Steen MK, Jacobs AK, Freney D et al. (1992) Gender related differences in complications during coronary angiography. Circulation 86(Suppl I):254

Steingart RM, Packer M, Hamm P et al. (1991) Sex differences in the management of coronary artery disease. N Engl J Med 325:226–230

Taillefer R, DePuey EG, Udelson JE et al. (1997) Comparative diagnostic accuracy of Tl-201 and Tc-99 m sestamibi SPECT imaging (perfusion and ECG-gated SPECT) in detecting coronary artery disease in women. J Am Coll Cardiol 29:69

Tobin JN, Wassertheil-Smoller S, Wexler JP et al. (1987) Sex bias in considering coronary bypass surgery. Ann Intern Med 107:19–25

Walle T, Wall UK, Cowart TD, Conradi EC (1989) Pathway selective sex differences in the metabolic clearance of propranolol in human subjects. Clin Pramacol Ther46:257–263

Weiner DA, Ryan TJ, Parsons L et al. (1995) Long-term prognostic value of exercise testing in men and women from the coronary artery surgery study (CASS) registry. Am J Cardiol 75:865

Weintraub WS, Wenger NK, Kosinski AS et al. (1994) Percutaneous transluminal coronary angioplasty in women compared with men. J Am Coll Cardiol 24:81

Weintraub WS, Kosinski AS, Wenger NK (1996) Is there a bias against performing coronary revascularization in women? Am J Cardiol 78:1154–1160

Wenger NK (1990) Gender, coronary artery disease, and bypass surgery. Ann Intern Med 112:557–558

5 Akuter Myokardinfarkt

Progredienz der KHK von der stabilen Angina zum Myokardinfarkt

Die Grenzen zwischen stabiler und instabiler Angina bis zum Non-Q-Wave-Infarkt sind fließend. Eine stabile Angina tritt bei Vorhandensein einer fixierten Koronararterienstenose auf. Die Progression dieser Stenose bis zum potenziellen kompletten Verschluss und somit zum Myokardinfarkt ist nicht voraussehbar. Allerdings ist bei einer Stenose die Ausbildung von Kollateralgefäßen möglich, was trotz kompletten Gefäßverschlusses ohne Myokardinfarkt verlaufen kann.

Sobald der atherosklerotische Plaque (meist in Stenosen <50% Diameter) zur Ruptur mit darauffolgender Thrombozytenaggregation und Thrombusformation führt, liegt das Bild der instabilen Angina vor. Jede Form der instabilen Angina, die zu einem partiellen Verschluss des Koronargefäßes führt, was sich in einer Myokardnekrose und somit einer Erhöhung des Enzyms Troponin I widerspiegelt, wird als Non-Q-Wave-Infarkt bezeichnet. Die instabile Angina und der Non-Q-Wave-Infarkt werden aufgrund ihrer gleichen Ätiologie und ihres fließenden Übergangs ineinander neuerdings unter dem Begriff „Akutes Koronarsyndrom“ zusammengefasst und dort besprochen.

Der akute Myokardinfarkt der Frau unterscheidet sich deutlich von dem des Mannes in:
- Epidemiologie,
- Beschwerdebild,
- Komplikationen,
- Ansprechbarkeit auf Therapie und
- Letalität.

Die Ursachen dieser Geschlechtsdifferenzen sind nur unvollständig geklärt. Einerseits bestehen hereditäre und somit biologische Unterschiede, andererseits weist die Frau zum Zeitpunkt der Erstmanifestation eines Infarktes ein höheres Lebensalter und eine erhöhte Inzidenz an Begleiterkrankungen und Risikofaktoren auf. Klinische Studien prüfen z. Z. die individuelle Bedeutung dieser Faktoren für das Entstehen der Geschlechtsunterschiede.

Epidemiologie des akuten Myokardinfarktes

Das Durchschnittsalter der Frau zum Zeitpunkt der klinischen Erstmanifestation des akuten Myokardinfarktes ist ca. 20 Jahre höher als das des Mannes, d. h der akute Myokardinfarkt ist überwiegend eine Erkrankung der älteren Frau. Nach dem 75. Lebensjahr sterben absolut gesehen mehr Frauen als Männer am Myokardinfarkt, was damit zusammenhängt, dass Frauen 7–8 Jahre länger leben als Männer. So starben 1997 in Deutschland 26.334 Frauen über 75 Jahre am Myokardinfarkt, hingegen „nur" 17.888 Männer gleichen Alters. Die relative Todesrate ist bei Männern v. a.vor dem 75. Lebensjahr aber weiterhin

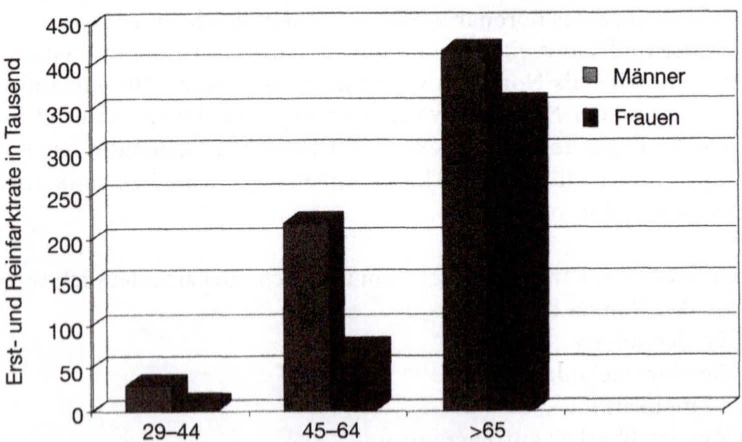

Abb. 5-1. Alters- und geschlechtsabhängige geschätzte Myokardinfarktrate bei Frauen und Männern in den USA 1999 (Stumme Myokardinfarkte sind nicht eingeschlossen). (Mod. American Heart Association 1999)

höher als bei Frauen (Abb. 5-1). Dieser Unterschied bleibt jedoch selbst nach dem 75. Lebensjahr (wenn auch in geringerem Ausmaß) bestehen. So lag die auf 100.000 Einwohner bezogene Anzahl der Todesfälle aufgrund eines Myokardinfarktes bei Frauen bei 674, bei Männern aber bei 1.112.

Trotz der Tatsache, dass der akute Myokardinfarkt überwiegend bei älteren Frauen auftritt, ist eine Zunahme der Infarktrate bei jungen Frauen (<45 Jahren) zu verzeichnen. Dieser Trend ist v. a. bei Populationen mit geringem sozioökonomischen Status und einem veränderten Risikoprofil vorhanden. Es ist heutzutage keine Rarität, als Arzt eine prämenopausale 40-jährige Frau mit einem akuten ausgedehnten Myokardinfarkt zu behandeln. Abbildung 5-2 zeigt eine signifikante LAD-Stenose mit Thrombus bei einer 33-jährigen prämenopausalen Frau, die mit einem akuten Vorderwandinfarkt in der Notfallaufnahme erschien.

Neben dem höheren Lebensalter weisen Frauen zum Zeitpunkt der Erstmanifestation des Infarktes häufiger Begleiterkrankungen auf als gleichaltrige Männer und haben – abgesehen vom Rauchen – wesentlich mehr kardiovaskuläre Risikofaktoren. Ein Diabetes mellitus ist besonders häufig anzutreffen. Zum Teil ist die erhöhte

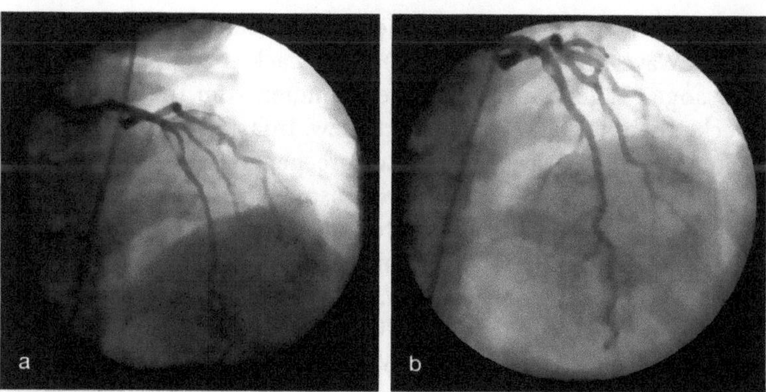

Abb. 5-2a, b. 33-jährige Patientin mit akutem Myokardinfarkt. Angiographisch fand sich eine signifikante LAD-Stenose mit Thrombus, die erfolgreich dilatiert und mit einer Stentimplantation behandelt wurde; **a** vor und **b** nach der Dilatation

Prävalenz an Begleiterkrankungen und Risikofaktoren auf das fortgeschrittene Alter zurückzuführen.

Bei der Frau tritt sowohl der akute Myokardinfarkt als auch der plötzliche Herztod weniger häufig als Erstmanifestation der KHK in Erscheinung als beim Mann (29% bei der Frau vs. 43% beim Mann). Frauen weisen als erstes Symptom einer KHK in der Regel Angina pectoris auf. Auf der anderen Seite entwickeln jedoch mehr Männer als Frauen mit Angina einen Infarkt. Diese Beobachtung hat vielfach zu der falschen Annahme geführt, dass Angina bei der Frau eine geringere prognostische Bedeutung hat als beim Mann.

Seit den 60er Jahren ist insgesamt eine kontinuierliche Abnahme der Myokardinfarktinzidenz zu verzeichnen, wobei dieser Trend jedoch bei Frauen deutlich langsamer ist als bei Männern. Gründe hierfür bleiben spekulativ. Die zunehmenden präventiven Maßnahmen beim Mann (mehr als bei der Frau), der ernstzunehmende Zuwachs an rauchenden Frauen und die Tatsache, dass die Diagnose „KHK“ und „Myokardinfarkt“ bei der Frau oft zu spät gestellt wird, spielen neben anderen ungeklärten Ursachen eine Rolle.

Pathophysiologie

Elektrokardiographisch unterscheidet man den Q-Wave- und den Non-Q-Wave-Infarkt (Tabelle 5-1) Da Q-Zacken erst nach Stunden oder sogar Tagen auftreten, ist es genauer, vom Infarkt mit ST-Streckenhebung (Q-Wave-Infarkt) bzw. Infarkt mit ST-Streckensenkung (Non-Q-Wave-Infarkt) zu sprechen. In beiden Fällen liegt als Ursache ein komplexes Zusammenspiel von koronarer Arteriosklerose, Vasospasmus, Plaqueruptur und Thrombozytenaggregation zugrunde, das zur Thrombusformation und als Folge davon zum kompletten (Q-Wave-Infakrt) bzw. partiellen (Non-Q-Wave-Infarkt) Verschluss des Koronargefäßes führt (Libby 1995). Nur 40% aller Infarktgefäße sind beim Non-Q-Wave-Infarkt verschlossen. Es besteht keine Korrelation zwischen dem Ausmaß der Koronarstenose und der Wahrscheinlichkeit eines Infarktes. Der entscheidende Parameter ist vielmehr die Morphologie des arteriosklerotischen Plaques. Nach neuesten vorliegenden Daten zeigen 68% aller Infarkt-

dass der Infarkt doch eine männliche Erkrankung ist. Es kann auch damit erklärt werden, dass Frauen häufiger als Männer atypische Symptome und bis zu 50% überhaupt keine Warnsymptome zeigen, was die Diagnose sowohl für die Frau als auch für den behandelnden Arzt schwierig macht. Als weiterer Grund kommt in Betracht, dass die Frau zum Zeitpunkt des Infarktes häufig ein höheres Lebensalter aufweist, was nicht selten mit Einschränkung der kognitiven Funktion einhergeht. Das häufigere Vorhandensein eines Diabetes mellitus mag ebenfalls eine Rolle spielen, da Diabetes mellitus mit einer höheren Rate an stummen Infarkten einhergeht. In all diesen Fällen ist jeder Versuch, die Therapie des Myokardinfarktes zu verbessern, von geringer Bedeutung, da die Mehrheit dieser Frauen bereits vor der Krankenhausaufnahme stirbt. Nur die Prävention kann einen entscheidenden Einfluss auf die Krankheitsprognose dieser Frauen ausüben.

Symptomatischer Infarkt

Eine Frau wartet ca. 1 h länger als der Mann, ehe sie ärztliche Hilfe aufsucht, unabhänging vom Alter oder vom sozioökonomischen Status (Meischke et al. 1993; Gurwitz et al. 1997). Die Zeit vom Auftreten der Symptome bis zur Therapie ist ebenfalls verlängert (1,2 vs. 1,0 h). Dies kann aller Wahrscheinlichkeit nach damit erklärt werden, dass die Diagnosestellung durch die mehr atypischen Beschwerden der Frau (wie Oberbauchbeschwerden, Atemnot, Müdigkeit und Übelkeit) verzögert wird.

Es versteht sich von selbst, dass sich sowohl die verspätete Inanspruchnahme ärztlicher Hilfe als auch die verspätete Therapie im Rahmen eines akuten Myokardinfarktes ungünstig auf die Erhaltung von Myokardgewebe und die Prognose auswirkt.

Diagnostik

Die Diagnose des akuten Myokardinfarktes basiert auf dem Vorhandensein der klassichen Triade:

1. eine länger als 30 min bestehende Angina pectoris,
2. eine ST-Streckenhebung in mindestens 2 benachbarten EKG-Ableitungen,
3. ein Anstieg von Serumenzymen als Ausdruck der myokardialen Nekrose.

Die objektiven diagnostischen Parameter sind geschlechtsneutral. Allerdings weisen zum Zeitpunkt des Infarktes – Männer wie Frauen – nur ca. 50% aller Patienten alle 3 Komponenten auf, was eine Diagnosestellung schwierig gestalten kann. Trotzdem ist eine schnelle und akkurate Diagnosestellung von extremer Bedeutung, um durch rasche Therapie das Ausmaß der Myokardschädingung auf ein Mindestmaß zu reduzieren.

Anamnese

Der klassische Thoraxschmerz des akuten Infarktes ist ein substernaler Druck mit Ausstrahlung in den linken Arm oder Hals, der mit Schweißausbruch, Übelkeit und/oder Erbrechen einhergeht. Nur 25% aller Frauen zeigen diese Beschwerdesymptomatik als Ausdruck ihres Myokardinfarktes. Dagegen weisen 25% Symptome auf, die einer Refluxösophagitis (retrosternales Brennen, epigastrisches Völlegefühl) ähneln. Weitere 25% aller Frauen haben entweder Nacken-, Zahn-, Kiefer-, Rücken- oder Armschmerzen; die restlichen 25% aller Infarkte verlaufen stumm. Insbesondere bei der älteren Frau mag Atemnot das einzige Symptom des Infarktes sein.

Es kann nicht oft genug betont werden, dass die Beschwerden bei der Frau sowohl als Ausdruck der stabilen und instabilen Angina als auch beim Myokardinfarkt häufig völlig atypisch sind. Bei Vorliegen von Risikofaktoren muss trotz Fehlen der typischen Beschwerdesymptomatik die Verdachtsdiagnose „Infarkt“ so lange in die Differentialdiagnose mit einbezogen werden, bis die Diagnose bestätigt oder widerlegt ist.

Elektrokardiogramm

Trotz der weit verbreiteten Anwendung des Elektrokardiogramms (EKG) als das nichtinvasive diagnostische Verfahren der Wahl, liegt die Sensitivität für Infarkte nicht höher als 50%. Da die elektrokardiographischen Veränderungen die einzigen Kriterien für eine Thrombolysetherapie sind, wird deutlich, dass die meisten Patienten, die einer Lysetherapie zugeführt werden können, auf die Hälfte aller Infarkte begrenzt sind. Die Spezifität des EKG beträgt jedoch 90%, wenn elektrokardiographisch eine neue ST-Streckenhebung und klinisch gleichzeitig ein neu aufgetretener Thoraxschmerz vorhanden ist. 10% aller für einen Infarkt klassischen EKG-Veränderungen sind durch eine Aortendissektion, eine Embolie in das Koronargefäß oder durch einen Vasospasmus bedingt.

Enzymdiagnostik

Die irreversible ischämische Schädigung von Myokardzellen führt zur Freisetzung zytoplasmatischer, lysosomaler und mitochondrialer Enzyme. Der Zeitpunkt ihres Auftretens im Serum und die Höhe ihrer Serumkonzentration lassen Rückschlüsse auf das Einsetzen des Myokardinfarktes und die Infarktgröße zu.

Kreatinphosphokinase und seine Isoform CK-MB

In der Vergangenheit war die Bestimmung der Kreatinphosphokinase (CPK) der wichtigste Laborwert zum Nachweis einer Myokardnekrose. Nachdem man in der Lage war, die wesentlich myokardspezifischeren und sensitiveren Enzyme Troponin T (TnT) und Troponin I (TnI) zu erfassen, wurde die CPK-Bestimmung zur Myokardinfarktdiagnostik in den Hintergrund gedrängt. Die Sensitivität von Troponin T und I innerhalb der ersten 3 h ist nicht höher als 30%. Sie steigt zwar in der 12. Stunde bis zu 97% an, ist aber zum frühen Zeitpunkt des Infarktes (dem Zeitpunkt, der für eine optimale Therapie von ausschlaggebender Bedeutung ist) nicht sensitiv genug.

Troponin T und I: TnT und TnI sind Strukturproteine des kontraktilen Apparates der Muskelzelle. Ihre Struktur ist myokard- bzw. skeletmuskelspezifisch, was eine selektive Identifizierung möglich macht. Bei gesunden Personen werden normalerweise keine messbaren Serumkonzentrationen vorgefunden. Ein Anstieg dieser Enzyme kann frühestens 2 h nach Infarkteintritt gemessen werden. TnT wird aber nach 4, TnI nach 3 h positiv. Das Maximum wird nach 8–16 h erreicht, und eine Normalisierung tritt i. Allg. nach 5–10 Tagen auf. Letzteres erlaubt auch die Diagnose eines zeitlich gesehen zurückliegenden Infarktes, macht aber die Diagnose eines Reinfarktes schwierig. TnT wird höchstwahrscheinlich die LDH-Bestimmung für die retrospektive Diagnose eines Infarktes verdrängen. Wie bei der CPK ist bei erfolgreicher Reperfusion mit Thrombolytika ein schneller Anstieg mit steilem schmalem Gipfel und raschem Abfall der Serumkonzentration (sog. Wash-out-Effekt) nachweisbar. Eine falsch-positive Erhöhung des TnT ist bei der Myokarditis möglich. Außerdem wurden wenige Fälle von abnormen Enzymbewegungen bei Muskelverletzungen und Niereninsuffizienz berichtet. TnI zeigte bislang keine Kreuzreaktionen und ist somit extrem herzmuskelspezifisch. Leider ist die Frühdiagnose wegen der geringen frühen Sensitivität ebenfalls reduziert (30% in den ersten 3 h, 42% in der 3.–6. h, 70% in der 6.–9. h).

Neueste Daten lassen vermuten, dass die CK-MB-Masse ein möglicher Marker für die Frühdiagnose ist und vielleicht in Zukunft „am Bett“ durchgeführt werden kann. Eine CK-MB-Masse-Bestimmung bedeutet die Erfassung der CK-MB mit Hilfe eines Immunoassays und monoklonaler Antikörper.

Therapie

Die meisten Studien über die Therapie des akuten Myokardinfarktes wurden bei Männern mittleren Lebensalters durchgeführt. Es ist unklar, ob Frauen anders als Männer behandelt werden sollen. Bis Daten zu einer geschlechtsspezifischen Therapie vorliegen, sollten Frauen prinzipiell die gleiche Therapie erhalten wie Männer. Auf Geschlechtsunterschiede in Bezug auf Effizienz und Nebenwirkungen der Therapie, Letalität und Prognose wird in den nächsten Kapiteln eingegangen.

Revaskularisationsmaßnahmen

Thrombolyse

Bereits 20 min nach akutem Koronarverschluss beginnt der Prozess der Myokardnekrose, der regelmäßig nach 6 h abgeschlossen ist. In dieser kritischen Zeitspanne ist eine Wiederherstellung des Blutflusses von größtem Nutzen. Die koronare Reperfusion kann entweder mechanisch mittels Ballondilatation mit oder ohne Stentimplantation oder medikamentös durch die Gabe von Thrombolytika erzielt werden. Obwohl der klinische Nutzen in den ersten 6 h am größten ist, sollte allen Patienten, die innerhalb von 12 h nach Einsetzen der Symptome mit ST-Streckenhebungen gesehen werden, eine der beiden Reperfusionsstrategien angeboten werden. Eine primäre PTCA (perkutane transluminale Koronarangioplastie) ist allerdings nur dann sinnvoll, wenn die mechanische Rekanalisation innerhalb der nächsten 90 min sichergestellt werden kann. Bei Patienten, die elektrokardiographisch ST-Streckensenkungen aufweisen, ist eine Thrombolysetherapie nicht indiziert.

Eine endogene Fibrinolyse durch das körpereigene fibrinolytische System tritt spontan bei 20% aller Patienten mit akutem Myokardinfarkt auf. Die therapeutische intravenöse Verabreichung eines Thrombolytikums führt zu einer Reperfusionsrate bis zu 75%, wobei die Effizienz einer Substanz von folgenden Kriterien abhängt:
- Pharmakokinetik,
- Zeitpunkt der Injektion,
- Patientenpopulation und
- Begleitmedikation.

Der Faktor, der mit höchster Genauigkeit den therapeutischen Nutzen der thrombolytischen Therapie widerspiegelt, ist der TIMI-(„thrombolysis in myocardial infarction“)3-Blutfluss (entspricht dem normalen Fluss). Die intrakoronare Administration des Thrombo-

Tabelle 5-2. Geschlechtsspezifische Reperfusionsrate mit thrombolytischer Therapie

Studie	Männer [%]	Frauen [%]
GUSTO I	67	69
TAMI	72	74

GUSTO Global Utilization of Streptokinase and Tissue plasminogen activator for Occluded coronary arteries, *TAMI* Thrombolysis and Angioplasty in Myocardial Infarction

lytikums ist der intravenösen unterlegen, ganz im Gegensatz zu den Vorstellungen zu Beginn der Lysetherapieära in den 80er Jahren. Bislang konnte kein alters- oder geschlechtsspezifischer Unterschied in der Wirksamkeit aller Thrombolytika nachgewiesen werden (Woodfield et al.1997). Nach statistischer Korrektur für Alter und Komorbitäten weisen Frauen eine gleich hohe Reperfusionsrate nach Thrombolyse auf (Tabelle 5-2). In der GUSTO-I-(Gobal-Utilization-of-Streptokinase-and-Tissue-Plasminogen-Activator-for-Occluded-Coronary-Arteries-)Studie (Weaver et al. 1996) lag die Reperfusionsrate (TIMI III) nach 90 min bei der Frau bei 39% und beim Mann bei 38% . Die kombinierte TIMI-II- und -III-Reperfusionrate lag bei 69 bzw. 66,5%. Die TAMI- (Thrombolysis-and-Angioplasty-in-Myocardial-Infarction-)Studie (Lincoff et al. 1993) fand ebenfalls keinen Geschlechtsunterschied in der Reperfusionsrate des Infarktgefäßes (74,3% bei den Frauen vs. 72,2% bei den Männern).

Einen Unterschied gibt es möglicherweise bei Frauen mit Diabetes. In der GISSI-2- (Gruppo-Italiano-per-lo-Studio-della-Streptochinasi-nell'Infarto-Miocardico-)Studie fand sich bei allen Patienten mit Diabetes mellitus seltener eine Normalisierung der ST-Strecke nach Lysetherapie (nichtinvasiver Marker für eine Reperfusion), bei Frauen aber in einem stärkeren Ausmaß als bei Männern.

Die Menstruation (selbst zum Zeitpunkt der aktiven Blutung) ist nicht mit einer erhöhten Blutungsgefahr verbunden und stellt somit keine Kontraindikation für die Lysetherapie dar. Jungen menstruierenden Frauen sollte daher beim akuten Myokardinfarkt eine thrombolytische Therapie nicht vorenthalten werden.

Primäre PTCA

In allen Fällen, in denen eine Thrombolysetherapie kontraindiziert ist oder beim Patienten im kardiogenen Schock ist eine primäre PTCA indiziert. Den Leitlinien der American Heart Association (AHA) und des American College of Cardiology (ACC) ist das eine Indikation der Klasse I.

Die PAMI-I-(Primary-Angioplasty-in-Myocardial-Infarction-) Studie (Grines et al. 1993) war eine prospektive randomisierte Multizenterstudie, die die Thrombolysetherapie mit 100 mg Front-loaded-Gewebeplasminogenaktivator (t-PA) mit der primären PTCA beim akuten Infarkt verglich und außerdem eine geschlechtsbezogene Analyse durchführte. 27% der 395 Studienteilnehmer waren Frauen. Die Krankenhaussterblichkeit der Frauen war um das 3,3fache höher als die der Männer. Bei näherer Betrachtung der Daten wird deutlich, dass die erhöhte Letalität ausschließlich bei den mit t-PA behandelten Patientinnen nachweisbar war, dass aber kein signifikanter Unterschied zwischen Frauen und Männern in der Krankenhaussterblichkeit in der PTCA-Gruppe bestand (Abb. 5-3) Dieser Ge-

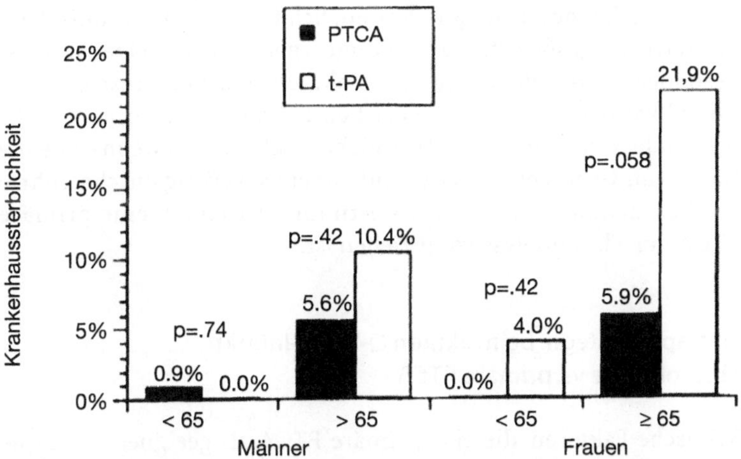

Abb. 5-3. Krankenhaussterblichkeit nach thrombolytischer Therapie oder primärer PTCA. (Aus Stone et al. 1995)

schlechtsunterschied war in der Altersgruppe >65 Jahren besonders ausgeprägt. Hier betrug die Krankenhaussterblichkeit 22% für die Thrombolysegruppe und 6% für die primäre PTCA-Gruppe. Bei Männern >65 Jahren bestand kein siginfikanter Unterschied zwischen thrombolytischer Therapie und primärer PTCA.

Neben der eindeutig verbesserten Prognose hatten Frauen in der PTCA-Gruppe auch weniger schwerwiegende Komplikationen. So wurden 7 zerebrale Blutungen festgestellt, alle 7 in der mit t-PA behandelten Gruppe. Einziger nachteiliger Unterschied in der primären PTCA-Gruppe bei der Frau war eine relativ große Anzahl vaskulärer Komplikationen (v. a. in der Leiste; 3,8% vs. 1,2%) und häufig notwendige Bluttransfusionen (19,5% vs. 7,9%).

Zusammenfassung

Es lässt sich feststellen, dass bei der Frau, v. a. bei der älteren Frau mit Hypertonie und Diabetes mellitus, die primäre PTCA der Thrombolysetherapie beim akuten Myokardinfarkt überlegen ist.

Voraussetzung für die primäre PTCA ist allerdings ein 24 h zur Verfügung stehendes Team aus Ärzten, Schwestern und technischem Personal, das große Erfahrung auf interventionellem Gebiet und insbesondere in der Behandlung des akuten Infarktes einschließlich Komplikationen hat. Aus logistischen Gründen ist aber leider eine flächendeckende primäre PTCA nicht möglich, auch wenn – wie die Daten von Grines et al. (1993) und andere sorgfältig durchgeführte Studien demonstrieren – für bestimmte Patienten eine primäre PTCA der Thrombolyse vorzuziehen ist.

Therapiestrategie beim akuten Q-Wave-Infarkt: Thrombolyse vs. primäre PTCA

Klinische Faktoren, die eine primäre PTCA als geeignete Therapie favorisieren:
- Vorderwandinfarkte,

- Hinterwandinfarkte mit Rechtsherzbeteiligung,
- Alter >75 Jahre,
- kardiogener Schock und
- begleitende Herzinsuffizienz oder hämodynamische Instabilität.

Rescue-PTCA nach Thrombolysetherapie des akuten Myokardinfarktes

Tritt innerhalb von 90 min nach Verabreichung des Thrombolytikums keine Reperfusion auf, was sich entweder als persistierender Schmerz oder als persistierende ST-Streckenhebung im EKG manifestiert, ist eine notfallmäßige Herzkatheteruntersuchung mit anschließender PTCA des Infarktgefäßes indiziert. Daten aus den 80er Jahren bewiesen, dass eine routinemäßige PTCA in den ersten 24 h nach Lysetherapie nicht zu einer Senkung der Letalität führt und das Risiko für Reinfarkte, notfallmäßige Bypasssoperation und Blutungskomplikationen sogar erhöht. Als Ursache ist in erster Linie eine durch die Fibrinolyse bedingte Thrombinaktivierung mit nachfolgender Thrombozytenaggregation und weiterer Thrombusformation zu nennen. Die mechanische Traumatisierung der Gefäßwand führt zu einer weiteren Steigerung dieser Kaskade. Im Zeitalter der Stentimplantionen hat sich das Bild gewandelt. In der FRESCO-Studie fanden sich Tod, Reinfarkt und/oder erneute Revaskularisation bei 9% der Patienten in der Stentgruppe, hingegen bei 28% in der PTCA-Gruppe. Suryapranata et al. (1998) kamen zu ähnlichen Ergebnissen: lediglich 4% der mit einem Stent behandelten Patienten brauchten eine erneute Revaskularisation, aber 17% der PTCA-Patienten. Leider wurde in beiden Studien keine Subgruppenanalyse für Frauen durchgeführt (ein Beispiel einer Rescue-PTCA mit Stentimplantation bei einer 58-jährigen Frau mit akutem Myokardinfarkt ist in Abb. 5-4 zu sehen).

Möglicherweise ist die Kombination von Thrombolyse (allerdings mit 50% der Standarddosis eines Thrombolytikums und 50% der Standarddosis von abciximab) und interventioneller Therapie mit Stentimplantation die Therapie der Zukunft. Das hat den Vorteil, dass eine schnelle Therapie und eine optimale Revaskularisation miteinander kombiniert werden. Da diese Vorgehenweise noch Gegenstand

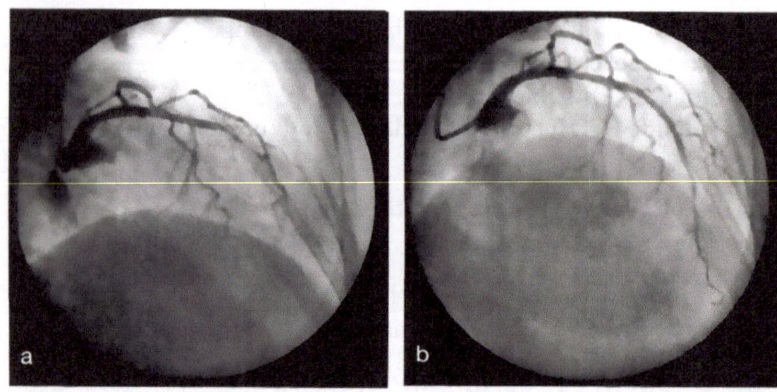

Abb. 5-4a, b. 58-jährige postmenopausale diabetische Patientin mit einem kompletten LAD-Verschluss trotz thrombolytischer Therapie mit tPA. Es wurde erfolgreich eine Rescue-PTCA mit anschließender Stentimplantation durchgeführt; **a** vor und **b** nach der Dilatation

klinischer Forschung ist, liegen auch hier noch keine geschlechtsspezifischen Daten vor.

Medikamentöse Therapie des Myokardinfarktes

Trotz der Tatsache, dass die Reperfusion des Koronargefäßes den größten Anteil an der Reduktion bei kardiovaskulärer Letalität hat, bleibt die begleitende medikamentöse Therapie von enormer Wichtigkeit. Alle Patienten mit einem akuten Myokardinfarkt sollten medikamentös mit Azetylsalizylsäure und Betablockern behandelt werden.

Azetylsalizylsäure

Für Azetylsalizylsäure liegen keine umfangreichen Daten zur unterschiedlichen Wirksamkeit zwischen Männern und Frauen vor. Ergebnisse der ISIS-2-Studie zeigten eindeutig eine reduzierte Sterblichkeit mit Azetylsalizylsäure. Leider waren weniger als 25% der Patienten

Frauen, und eine geschlechtsspezifische Analyse war statistisch nicht verlässlich. Eine vor wenigen Jahren durchgeführte Studie in Israel, die 2.418 Frauen einbezog, kam zu dem Ergebnis, dass Azetylsalizylsäure sowohl die Gesamt- als auch die kardiovaskuläre Sterblichkeit bei Frauen reduziert, selbst nach statistischer Korrektur bezüglich Alter, Risikofaktoren, peripherer Verschlusskrankheit und altem Myokardinfarkt (Harpaz t al. 1996). In den ersten 24 h sollten 325 mg in kaubarer Form gegeben werden. Als Erhaltungsdosis werden mindestens 81 mg täglich empfohlen.

Betablocker

In 3 großen Betablockerstudien (ISIS-1, die Timolol-Myocardial-Infarction-Studie und die Beta-Blocker-Heart-Trial-Studie) wurde gefunden, dass Betablocker zum Zeitpunkt des Infarktes bei Frauen zu einer größeren Reduktion der kardiovaskulären Sterblichkeit führen als bei Männern. In der Timolol-Myocardial-Infarction-Trial-Studie war die Letalität der Frau um 41% gesenkt, die des Mannes um 35% (Rodda 1983).

Die AHA/ACC empfehlen als Betablocker entweder Metoprolol (i.v.-Gabe, einzelne Dosen von je 5 mg bis zu 15 mg/24 h) oder Atenolol (i.v.-Gabe, einzelne Dosen von je 10 mg bis zu 20 mg/24 h). Die Erhaltungsdosis besteht in einer oralen Verabreichung von 50–100 mg Metoprolol oder 50–100 mg Atenolol täglich für unbestimmte Zeit.

Unfraktioniertes Heparin

Ob unfraktioniertes Heparin angewendet werden soll, ist weiterhin Gegenstand der Diskussion. Es ist auf alle Fälle bei Patienten indiziert, die systemisch mit Alteplase oder Reteplase behandelt werden. Die meisten Ärzte sind sich einig, dass ein großer Infarkt, ein Vorderwandinfarkt und/oder alle Patienten mit einem linksventrikulären Thrombus ebenfalls Heparin erhalten sollten. Unfraktioniertes Heparin wird in einer Dosierung von 60 Einheiten/kg als Bolus und 12 Einheiten/kg/h als

Infusion verabreicht. Therapeutisches Ziel ist eine aPTT (aktivierte Plasmathromboplastinzeit) zwischen 50 und 70 s.

Kalziumkanalblocker

Kalziumkanalblocker sind eindeutig nicht indiziert. Sie reduzieren weder das Risiko eines Reinfarktes noch die kardiovaskuläre Sterblichkeit. In 2 Studien wurde sogar ein Anstieg der Letalität nachgewiesen (Held et al. 1989; Koenig et al. 1996).

ACE-Hemmer

Trotz der allgemeinen Empfehlung, ACE-Hemmer beim/nach einem Myokardinfarkt, besonders bei Patienten mit einer Ejektionsfraktion unter 40%, einzusetzen, sind die zugrunde liegenden Daten für Frauen weniger überzeugend. Die SAVE-(Survival-and-Ventricular-Enlargement-)Studie (Pfeffer et al. 1992) fand bei Frauen eine Reduktion der kardiovaskulären Letalität und Morbidität von nur 4%, bei Männern lag sie bei 28%. Die einzige Metaanalyse zu diesem Thema (ACE-Inhibitor-Myocardial-Infarction-Collaborative-Group) kommt zu dem Schluss, das Männer wie Frauen in gleichem Ausmaß von ACE-Hemmern nach einem Myokardinfarkt profitieren. Da jedoch Geschlechtsunterschiede im Renin-Angiotensin-System vorhanden sind und Reninblutspiegel umgekehrt proportional mit Estradiolspiegeln korrelieren, ist eine unterschiedliche Reaktion auf ACE-Hemmer denkbar (Schunkert et al. 1997). Zukünftige Studien werden diese Widersprüche erhellen müssen. Bis dahin sollten Frauen (wie Männer) bei/nach einem Infarkt mit ACE-Hemmern behandelt werden.

Nitrate

Obwohl Nitrate zur Standardtherapie des Infarktes gehören, ist ihr Nutzen in Bezug auf die Sterblichkeit nicht gesichert. Eine 1988 im Lancet veröffentlichte Metaanalyse von 6 Studien gab eine Reduktion der kardiovaskulären Sterblichkeit von 45% an. Leider erreichten diese Daten statistisch gesehen kein Signifikanzniveau. Geschlechtsspezifische Daten stehen überhaupt nicht zur Verfügung.

Komplikationen

Den meisten Literaturangaben zufolge weisen Frauen eine höhere Inzidenz an Komplikationen nach einem Myokardinfarkt auf als Männer. Sie haben v. a. ein erhöhtes Risiko für

- einen kardiogenen Schock,
- für eine Herzinsuffizienz,
- einen Reinfarkt und
- das Auftreten peripherer Blutungen (Fiebach et al. 1990; Jenkins et al. 1994; Goldberg et al. 1993; Kannel et al. 1979; Malacrida et al. 1998; Weaver et al. 1996; Abb. 5-5).

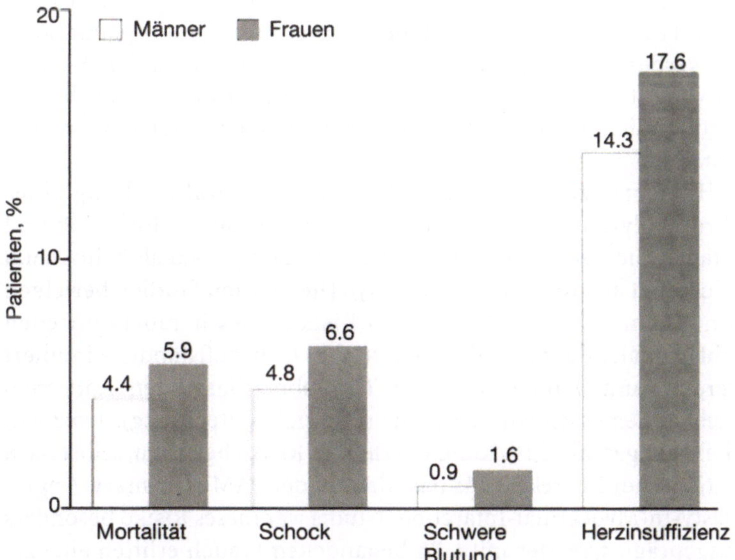

Abb. 5-5. Komplikationen nach thrombolytischer Therapie des akuten Myokardinfarktes nach Korrektur für Alter und Risikofaktoren. (Aus Weaver et al. 1996)

Inwieweit wirklich eine erhöhte Gefahr für diese Komplikationen vorhanden ist, bleibt spekulativ, da leider die meisten dieser Studien keine statistische Korrektur für Alter und Risikofaktoren vornahmen, was eine korrekte Evaluierung dieser Daten in Bezug auf tatsächliche Geschlechtsunterschiede schwierig gestaltet.

Die Daten der SPRINT-(Secondary-Prevention-Israeli-Reinfarction-Nifedepine-Trial-)Studie (Kornowski et al. 1995) haben nicht nur gezeigt, dass die Inzidenz eines Reinfarktes bei der Frau höher ist als beim Mann, sondern dass die Reinfarktrate im Gegensatz zum Mann auch von klinischen Parametern abhängig ist. Eine periphere arterielle Verschlusskrankheit, ein Diabetes mellitus, eine Herzinsuffizienz, eine Kardiomegalie und Angina nach akutem Myokardinfarkt waren mit einer erhöhten Reinfarktrate assoziiert. In GUSTO-I (Gobal Utilization of Streptokinase and Tissue Plasminogen Activator for Occluded Coronary Arteries) fand sich eine geschlechtsbedingte erhöhte Anzahl an Reinfarkten (5,1% bei der Frau vs. 3,6% beim Mann).

Ob diese Geschlechtsunterschiede mit heutiger aggressiver invasiver Therapie (frühe perkutane Intervention, Stentimplantation), mit verbesserter Begleitmedikation und nach statistischer Korrektur von Alter und Risikofaktoren noch immer bestehen, muss bis zur Veröffentlichung weiterer geschlechtsbezogener Studien offen bleiben.

Hämorrhagische Komplikationen nach Verabreichung eines Thrombolytikums sind ebenfalls Ursache erhöhter Morbidität und Letalität. Sie treten bei der Frau eindeutig häufiger auf als beim Mann (Lincoff et al. 1993; White et al. 1993). Die meisten Studien berichten von einem 2- bis 3fach erhöhten Risiko eines hämorraghischen Schlaganfalls, das partiell reduziert, aber nicht vollständig eliminiert werden kann, wenn die Dosis des Thrombolytikums dem Körpergewicht angemessen wird (bei einem Gewicht unter 70 kg). Trotzdem bleibt ein geschlechtsbedingtes erhöhtes Risiko bestehen, selbst nach statistischer Korrektur für das Alter. In der PAMI-(Primary-Angioplasty-in-Myocardial-Infarction-)Studie war dieses Risiko besonders ausgeprägt. 5,3% der mit t-PA behandelten Frauen erlitten eine zerebrale Blutung im Gegensatz zu 0,7% der Männer. Nur in der GUSTO-I-Studie wurde nach statistischer Korrektur für körpergewichtsbezogene t-PA-Medikation, Alter und Begleiterkrankungen kein Geschlechtsunterschied festgestellt.

Es wird angenommen, dass die höhere Inzidenz an arterieller Hypertonie für das erhöhte Risiko einer zerebralen Blutung mitverantwortlich ist.

Prognose

Hinsichtlich der Prognose muss zwischen der prä- und postthrombolytischen Ära, zwischen Krankenhaus-, Früh- oder 30-Tage-Letalität und der Langzeitprognose unterschieden werden.

Früh- und Spätletalität des akuten Myokardinfarktes bei der Frau

In den letzten 10 Jahren ist eine Abnahme der Krankenhaus- und Frühletalität sowohl bei Männern als auch bei Frauen festzustellen. Bei Frauen ist die Sterblichkeit allerdings immer noch höher als bei Männern; diese höhere Sterblichkeit bleibt auch nach statistischer Korrektur von Alter und Komorbidäten bestehen.

In der präthrombolytischen Ära starben wesentlich mehr Frauen 30 Tage nach einem Infarkt als Männer. So berichtet die Framingham-Heart-Studie über eine 30-Tage-Sterblichkeit bei Frauen von 28% und bei Männern von 16%. Eine große Multicenter-Studie aus Israel fand eine Krankenhaussterblichkeit von 23% bei Frauen und von 16% bei Männern – trotz Berücksichtigung des Alters und der Risikofaktoren. Selbst die 1-Jahressterblichkeit blieb für die Frau höher (32 vs. 23%).

Besonders ungünstig war die Prognose für die insulinpflichtige diabetische Frau, die eine doppelt so hohe Früh- und eine um das 7fache gesteigerte 6-Monate-Mortalität hatte (Stone et al. 1989; Zuanetti et al. 1993). Das fibrinolytische Sytem ist bei der diabetischen Frau derart verändert, dass eine verminderte Anprechbarkeit auf Fibrinolytika besteht. Außerdem fand man eine erhöhte Inzidenz an diabetischer Kardiomyopathie und plötzlichem Herztod.

1995 erschien eine exzellente Übersichtsarbeit über alle Studien, die zwischen 1966 und 1994 zum Thema Sterblichkeit im Rahmen des Myokardinfarktes bei der Frau veröffentlicht wurden. Vaccarino et al. (1995) versuchten, den Widersprüchen in den Studienergebnissen auf die Spur zu kommen. Dabei wurde 27 Studien in die Analyse eingeschlossen. Ohne statistische Korrektur des Alters lag die Krankenhaus- und Frühsterblichkeit nach Myokardinfarkt bei der Frau um 40% höher als beim Mann. Nach der Korrektur betrug sie 20% und war nur in 2 Studien statistisch signifikant. 6 Studien korrigierten die Daten auch bezüglich anderer Variablen wie Risikofaktoren und Begleiterkrankungen und fanden, dass das relative Risiko zwar bei allen untersuchten Variablen größer als 1,0 blieb, aber in weniger als 50% statistisch signifikant war. Vaccarino et al. kamen zu dem Schluss, dass Frauen zwar ein höheres Risiko haben, in der Frühphase des Infarktes zu sterben, dass das erhöhte Risiko aber weitestgehend mit dem Alter, der größeren Anzahl an Risikofaktoren und an Begleiterkrankungen erklärt werden kann. Vaccarinos Analyse in Bezug auf die 1-Jahresmortalität kommt zu ähnlichen Ergebnissen. Wurden weitere Kovariablen berücksichtigt, war sogar ein Trend in Richtung reduzierter Sterblichkeit bei der Frau vorhanden.

Diese Aussagen treffen aller Wahrscheinlichkeit aber nicht für jüngere Frauen (<50 Jahre) zu. Daten der National Registry of Myocardial Infarction bestätigten einerseits, dass Frauen zwischen dem 50. und 75. Lebenjahr eine höhere Krankenhaussterblichkeit haben als Männer (16,7% bei Frauen, 11,5% bei Männern), demonstrierten aber andererseits, dass bei Frauen unter 50 Jahren die Krankenhaussterblichkeit besonders hoch und 100% höher ist als die der Männer (Abb. 5-6). Nur 33% der erhöhten Letalität konnte auf klinische Variablen, die Schwere des Infarktes und auf die Therapie (z. B. fehlende Thrombolyse) zurückgeführt werden. Der hohen Letalität des Infarktes bei jungen Frauen liegt möglicherweise eine unterschiedliche Pathophysiologie (im Gegensatz zur klassischen Arteriosklerose) zugrunde. Es konnte gezeigt werden, dass koronare Plaques bei jungen Frauen einen hohen Lipidgehalt und eine weniger fibröse Kapsel aufweisen und reich an Makrophagen sind. Diese Eigenschaften begünstigen eine Instabilität des Plaques und dessen Ruptur. Diese Befunde stehen auch in Einklang mit der Tatsache, dass bei jungen

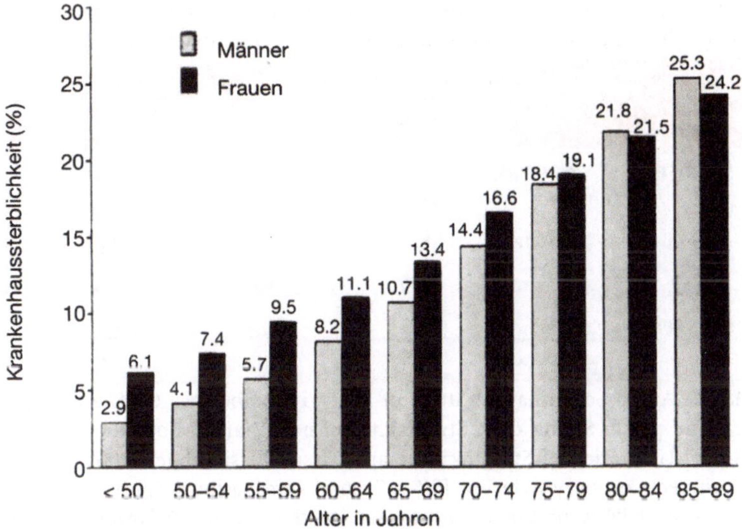

Abb. 5-6. Geschlechtsunterschiede in der Krankenhaussterblichkeit nach Myokardinfarkt. (Aus Vaccarino et al. 1999)

Frauen beim Myokardinfarkt angiographisch oft keine hochgradigen Stenosen vorgefunden werden.

Mortalität bei der Lysetherapie des akuten Myokardinfarktes

Trotz der Tatsache, dass die Thrombolyse sowohl bei der Frau als auch beim Mann zu gleich hohen Reperfusionsraten und im Vergleich zu Plazebo zu einer 17- bis 45%igen Reduktion der Gesamtsterblichkeit führt, liegen widersprüchliche Daten in Bezug auf die geschlechtsbezogene Mortalität vor. Die Frage ist, ob die Prognose der Frau allein durch die Tatsache, dass sie eine Frau ist, schlechter ist als die des Mannes. Die meisten Daten großer Lysestudien – ISIS-2 („The Second International Study of Infarct Survival"), ASSET („Anglo-Scandinavian Study of Early Thrombolysis"; Wilcox et al. 1988), GUSTO-I („Gobal Utilization of Streptokinase and Tissue Plasminogen Activator for Occluded Coronary Arteries") und GISSI-I

Tabelle 5-3. Mortalität nach thrombolytischer Therapie ohne statistische Berücksichtigung von Alter, Risikofaktoren und angiographischen Befunden

Studie	Follow-Up	Therapie	Mortalität Frauen [%]	Mortalität Männer [%]
GISSI-1	3 Wochen	SK	18,5	8,8
	1 Jahr	SK	28,3	14,5
ISIS-2	5 Wochen	SK	13,3	7,9
ASSET	4 Wochen	rt-PA	8,6	6,8
GUSTO	4 Wochen	SK	11,5	5,9
	4 Wochen	rt-PA	10,2	5,0

ASSET Anglo-Scandinavian Study of Early Thrombolysis, *GISSI-1* Gruppo Italiano per lo Studio della Streptochinasi nell'Infarto Miocardio, *GUSTO* Global Utilization of Streptokinase and Tissue Plasminogen Activator for Occluded Coronary Arteries, *ISIS-2* Second International Study of Infarct Survival, *rt-PA* recombinant tissue plasminogen activator, *SK* Streptokinase

(„Gruppo Italiano per lo Studio della Streptochinasi nell'Infarto Miocardico") – fanden, dass Frauen nach thrombolytischer Therapie im Schnitt eine doppelt so hohe Frühmortalität (21–35 Tage) haben (Tabelle 5-3). Dieser Geschlechtsunterschied war besonders in den ersten 7 Tagen des akuten Myokardinfarktes vorhanden (Abb. 5-7) Nach statistischer Korrektur für das Alter und anderen klinischen Variablen war allerdings kaum ein Letalitätsunterschied nachweisbar. In der ISIS-2-Studie lag das relative Risiko bei 1,14 und in der ASSET-Studie bei 1,2. Statistisch gesehen waren diese minimalen Unterschiede nicht signifkant (Tabelle 5-4). Nur in der GUSTO-Studie fanden sich widersprüchlische Ergebnisse. Woodfield et al. (1997) fanden in der GUSTO-I-Studie eine 30-Tage-Mortalität von 13% bei der Frau und von 5% beim Mann, die selbst nach statistischer Korrektur bezüglich Alter, Diabetes, altem Infarkt, Ruheherzfrequenz und systolischem Blutdruck bei der Frau höher war als beim Mann (RR=2,2). Eine andere Analyse derselben GUSTO-I-Daten kommt zu dem Schluss, dass das Geschlecht keinen wesentlichen Einfluss auf die 30-Tage-Letalität nach erfolgreicher thrombolytischer Therapie hat (RR=1,06).

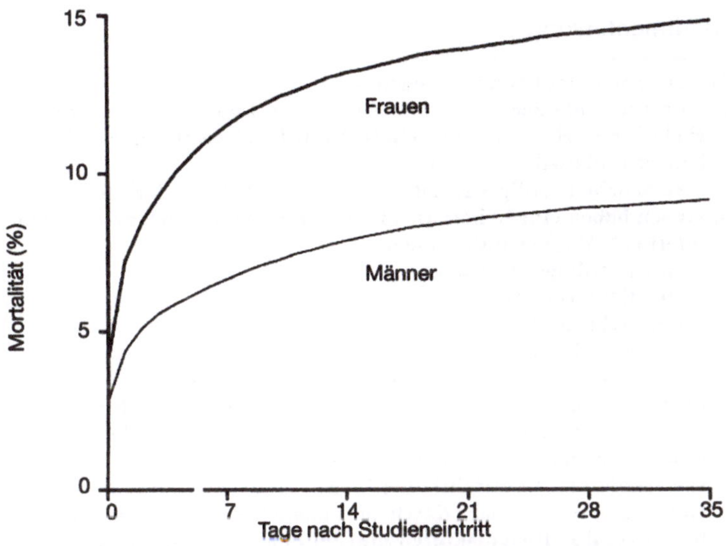

Abb. 5-7. Frühprognose nach akutem Myokardinfarkt bei Frauen und Männern. (Aus Malacrida et al. 1998)

Tabelle 5-4. Mortalität nach thrombolytischer Therapie mit statistischer Berücksichtigung von Alter, Risikofaktoren und angiographischer Befunde. Relatives Risiko *(RR)* im Vergleich Frauen zu Männern

Studie	Therapie	Follow-Up	RR	p-Wert
International t-PA/SK	SK, rt-PA,	In-hospital 6 Monate	1,11	n.s.
	SK+rt-PA		1,02	n.s.
TAMI	UK, rt-PA, UK+ rt-PA	In-hospital	1,31	n.s.
TIMI II	rt-PA	6 Wochen	1,54	0,01
		1 Jahr	1,39	n.s.

in-hospital während des stationären Aufenthaltes, *International t-PA/SK* International Tissue Plasminogen Activator/Streptokinase Mortality Study, *n.s.* nicht signifikant, *rt-PA* recombinant tissue plasminogen activator, *SK* = Streptokinase, *TAMI* thrombolysis and angioplasty in myocardial infarction, *TIMI* thrombolysis in myocardial infarction, *UK* Urokinase

Zusammenfassung

Folgende Schlüsse können gezogen werden:

1. **Zum Zeitpunkt der Erstmanifestation eines Infarktes haben Frauen ein höheres Lebensalter und eine erhöhte Inzidenz an Begleiterkrankungen und Risikofaktoren.**
2. **Frauen haben häufiger einen Non-Q-Wave-Infarkt als Männer.**
3. **Frauen haben eine höhere Inzidenz an Komplikationen nach einem Infarkt als Männer, insbesondere**
   - **einen kardiogenen Schock,**
   - **eine Herzinsuffizienz,**
   - **Reinfarkte und**
   - **periphere Blutungen.**
4. **Reperfusionsraten nach Thrombolyse sind mit Ausnahme des Diabetes mellitus unabhängig vom Geschlecht. Zerebrale Blutungen treten jedoch häufiger auf, was durch eine primäre PTCA weitestgehend vermieden werden könnte.**
5. **Die erhöhte Frühmortalität bei Frauen nach Thrombolyse ist aller Wahrscheinlichkeit nach durch das höhere Lebensalter und die größere Anzahl an Risikofaktoren zum Zeitpunkt des Infarktes bedingt. Eine geschlechtsbedingte leichte Erhöhung der Letalität kann jedoch nicht vollständig ausgeschlossen werden.**

Anwendung von invasiven Verfahren

Zumindest bis in die Mitte der 90er Jahre war die Wahrscheinlichkeit einer Frau, nach einem Myokardinfarkt einer koronaren Angiographie zugeführt zu werden, geringer als die eines Mannes. Ob es sich hier um eine verminderte Anwendung bei der Frau oder um einen „overuse" dieses Verfahrens beim Mann handelte, muss offen bleiben. In der MIDAS-(Myocardial-Infarction-Data-Acquisitions-System-), MITI-(Myocardial-Infarction-Triage-and-Intervention-) und SAVE-(Sex differences in the management of coronary artery disease. Survival-and-Ventricular-Enlargement-Investigators-)Studie bestand dieser Unterschied auch noch, wenn Alter und Begleiterkrankungen in Betracht gezogen wurden (Kostis et al. 1994; Maynard et al. 1992; Steingart et al. 1991; Abb. 5-8). Funk u. Griffey (1992) fanden, dass nach statistischer Korrektur von Alter und Ausmaß der koronaren Herzkrankheit kein Geschlechtsunterschied mehr bestand.

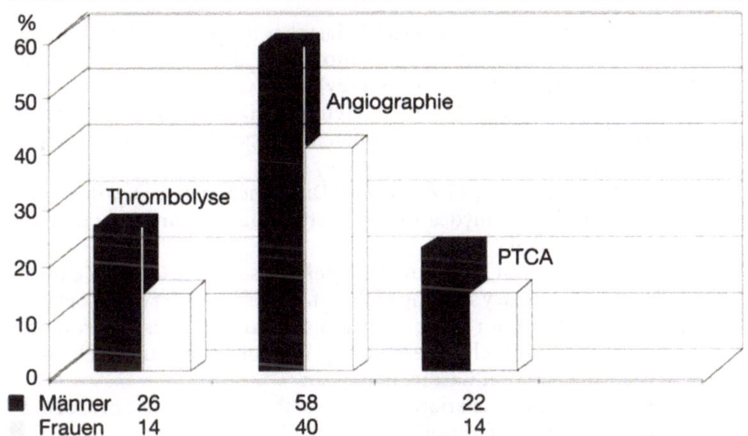

Abb. 5-8. Häufigkeit der Anwendung von invasiven Verfahren und thrombolytischer Therapie. (Aus Maynard et al. 1992)

Es bleibt Gegenstand der Diskussion, ob Frauen wirklich weniger aggressiv behandelt werden oder ob dieses Verhalten durch die erhöhte Anzahl an Begleiterkrankungen und das höhere Alter der Frau gerechtfertigt ist.

Literatur

ACE Inhibitor Myocardial Infarction Collaborative Group (1998) Indications for ACE inhibitors in the early treatment of acute myocardial infarction: systemic overview of individual data from 100,000 patients in randomized trials. Circulation 98(19):2202–2212

American Heart Association (1999) Heart and Stroken Statistical Update 1999. American Heart Association, Dallas/TX, vol 11

Becker RC, Terrin M, Ross R et al. (1994) Comparison of clinical outcomes for women and men after acute myocardial infarction. The Thrombolysis in Myocardial Infarction (TIMI-II) Investigators. Ann Intern Med 120:6345

Beta-Blocker Heart Trial Research Group (1982) A randomized trial of propranolol in patients with acute myocardial infarction. I. Mortality results. JAMA 247:1707–1714

De Jaegere PP, Arnold AA, Balk AH, Simoons ML (1992) Intracranial hemorrhage in association with thrombolytic therapy: incidence and clinical predictive factors. J Am Coll Cardiol 19:289–294

Demirovic J, Blackburn H, McGovern PG, Luepker R, Sprafka JM, Gilbertson D (1995) Sex differences in early mortality after acute myocardial infarction (the Minnesota Heart Survey). Am J Cardiol 75:1096–1101

Dittrich H, Gilpin E, Nicod P, Cali G, Henning H, Ross J jr (1988) Acute myocardial infarction in women: influence of gender on mortality and prognostic variables. Am J Cardiol 62:1–7

Fiebach NH, Viscoli CM, Horwitz RI (1990) Differences between women and men in survival after myocardial infarction. Biology or methodology? JAMA 236:1092–1096

FRESCO-Trial: Antoniucci D, Santoro GM, Bolognese L et al. (1998) A clinical trial comparing primary stenting of the infarct-related artery with oprimal primary angioplasty for acute myocardial infarction. Results from the florence randomized elective stenting in acute coronary occlusions (Fresco) trial. J Am Coll Cardiol31:496–501

Funk M, Griffey KA (1992) Relation of gender to the use of cardiac procedures in acute myocardial infarction. Am J Cardiol 74:1170–1173

Fuster V, Badimon L, Badimon JJ, Chesebro JH (1992) The pathogenesis of coronary artery disease and the acute coronary syndromes. N Engl J Med 326:310–318

Goldberg RJ, Gorak EJ, Yarzebski J et al. (1993) A community-wide perspective of sex differences and temporal trends in the incidence and survival rates after acute myocardial infarction and out-of-hospital deaths caused by coronary heart disease. Circulation 87:1947–1953

Greenland P, Reicher-Reiss H, Goldbourt U, Behar S (1991) In-hospital and 1-year-mortality in 1,524 women after myocardial infarction: comparison with 4,315 men. Circulation 83:484–491

Grines Cl, Browne KF, Marco J et al. (1993) A comparison of immediate angioplasty with thrombolytic therapy for acute myocardial infarction. The Primary Angioplasty in Myocardial Study Group. N Engl J Med 328:673–679

Gruppo Italiano per lo Studio della Streptochinasi nell'Infarto Miocardico (GISSI) (1986) Effectiveness of intravenous thrombolytic treatment in acute myocardial infarction. Lancet 1:397–401

Gurwitz JH, McLaughlin TJ, Willison DJ et al. (1997) Delayed hospital presentation in patients who have had acute myocardial infarction. Ann Intern Med 126:593–599

Harpaz D, Benderly M, Goldbourt U et al. (1996) Effect of aspirin on mortality in women with symptomatic or silent myocardial ischemia. Israeli BIP Study Group. Am J Cardiol 78:1215–1219

Held PH, Yusuf S, Furberg CD (1989) Calcium channel blockers in acute myocardial infarction and unstable angina: an overview. BMJ 299:1187–1192

Hochman JS, McCabe CH, Stone PH et al. (1997) Outcome and profile of women and men presenting with acute coronary syndromes: a report

6 Das akute Koronarsyndrom
Non-Q-Wave-Infarkt/instabile Angina

Das akute Koronarsyndrom weist ein weites Spektrum auf: auf der einen Seite findet sich die akute myokardiale Ischämie ohne EKG-Veränderungen und ohne enzymatischen Nachweis einer myokardialen Nekrose, auf der anderen Seite der transmurale Infarkt mit Ausbildung von Q-Zacken trotz Fehlen von ST-Streckenhebungen im akuten Infarktstadium und initialer Klassifikation als Non-Q-Wave-Infarkt (2–15% aller Patienten). Der Non-Q-Wave-Infarkt ist häufiger bei der Frau (25%) als beim Mann (16%) anzutreffen. Der Thrombus beim Non-Q-Wave-Infarkt ist in der Regel thrombozytenreich (Q-Wave-Infarkt: erythrozten- und fibrinreich) und korreliert mit der Tatsache, dass Frauen eine höhere Thrombozytenaggregabilität aufweisen als Männer. Dies spielt für die Wirksamkeit der Therapie eine wichtige Rolle.

Das akute Koronarsyndrom ist trotz gegenteiliger Annahme mit einer erhöhten Krankenhausmortalität verbunden, insbesondere bei refraktärer Ischämie (definiert als Brustschmerz, der trotz Therapie mit Heparin, Azetylsalizylsäure, Nitroglyzerin und Betablocker länger als 10 min dauert). Hier liegt sie bei 20%; die durchschnittliche Mortalität eines Q-Wave-Infarktes mit Lysetherapie liegt im Vergleich dazu bei 6%.

Faktoren, die die Wahrscheinlichkeit erhöhen, dass die geklagten Beschwerden durch eine KHK bedingt sind, sind bei beiden Geschlechtern gleich (Tabelle 6-1). Frauen sind lediglich zum Zeitpunkt des akuten Koronarsyndroms ca. 10 Jahre älter als Männer. Typische Beschwerden erhöhen unabhängig vom Geschlecht die Wahrscheinlichkeit einer KHK. Atypische Beschwerden aber schließen bei Frauen die Diagnose einer instabilen Angina nicht aus.

Unter „hoher Wahrscheinlichkeit" versteht man eine Wahrscheinlichkeit >85%. Eine „intermediäre Wahrscheinlichkeit" liegt zwischen 15 und 85% und eine „geringe Wahrscheinlichkeit" ist <15%.

Tabelle 6-1. Wahrscheinlichkeit einer signifikanten KHK bei Symptomen einer instabilen Angina

Hoch	Intermediär	Niedrig
Anamnese einer KHK	Typische Angina Mann <60 Jahre Frau <70 Jahre	Brustschmerz
Typische Angina Mann >60 Jahre Frau >70 Jahre		1 Risikofaktor (nicht Diabetes)
	Wahrscheinlich Angina Mann >60 Jahre Frau >70 Jahre	Flache T-Wellen
Schmerzinduzierte EKG-Veränderungen		Normales EKG
ST-Streckensenkungen von >1 mm	Atypische Angina mit Diabetes oder ohne Diabetes mit >2 2 Risikofaktoren	
Symmetrische negative T-Wellen in mehreren Brustwandableitungen		
	ST-Streckensenkungen von 0,05–1 mm	
	Negative T-Wellen mit prominenten R-Zacken	

Beschwerdebild

Das klinische Bild einer instabilen Angina bzw. eines Non-Q-Wave-Infarktes zeigt ein ebenso großes Spektrum wie die Unterteilung des akuten Koronarsyndroms in verschiedene Schweregrade. Es reicht von einer 2 Monate zurückliegenden, neu aufgetretenen Angina unter Belastung bis zu schwersten substernalen Schmerzen mit Ausstrahlung der Schmerzen in den Arm und Hals und mit Begleitsymptomen wie Übelkeit, Erbrechen und Schweißausbruch. Wie beim Q-Wave-Infarkt weisen Frauen eine hohe Inzidenz atypischer Beschwerden auf, wodurch sich eine frühe Diagnosestellung schwierig gestaltet.

> **Vor allem die Symptome „akut aufgetretene Atemnot" und „abdominelles Völlegefühl" sind bei postmenopausalen Frauen mit Risikofaktoren (und v. a. bei älteren Frauen) sehr verdächtig für eine instabile Angina oder einen Non-Q-Wave-Infarkt.**

Die Diagnose der instabilen Angina kann dann gestellt werden, wenn zumindest eines der folgenden Symptome vorhanden ist:

a) Ruheangina (>20 min),
b) Neuauftreten von Angina unter Belastung (<2 Monate), Canadian-Cardiovascular-Society-(CCS-)Klasse-III oder höher und
c) Zunahme der Beschwerden einer stabilen Angina bis zur CCS-Klasse-III oder höher in den letzten Tagen oder Wochen (s. Übersicht).

Definition der instabilen Angina

Übersicht

- **Ruheangina >20 min und/oder**
- **Neuauftreten von Angina unter Belastung (2 Monate) der Canadian-Cardiovascular-Society-(CCS-)Klasse-III oder -IV und/oder**
- **Zunahme der Beschwerden einer stabilen Angina bis mindestens zur CCS-Klasse-III**

Die klinische Heterogenität und die atypischen Beschwerden der Frau bergen die Gefahr, dass die Diagnose zu spät oder überhaupt nicht gestellt wird. Da Frauen eine höhere Inzidenz an Ruheangina haben als Männer, werden viele Frauen fälschlicherweise mit der Diagnose „instabile Angina" klassifiziert, die retrospektiv aber keine KHK aufweisen.

Für die Prognose und die sich daraus ableitenden Therapiestrategien ist – unabhängig vom Geschlecht – eine Klassifizierung des akuten Koronarsyndroms nach Risikogruppen sinnvoll (Tabelle 6-2):,

1. eine Gruppe mit niedrigem Risiko,
2. eine Gruppe mit mittlerem Risiko und
3. eine Gruppe mit hohem Risiko.

Tabelle 6-2. Mit erhöhter Mortalität und Infarktrate verbundene Faktoren bei instabiler Angina. (Mod. nach Braunwald et al. 1994)

Hohes Risiko	Mittleres Risiko	Niedriges Risiko
Persistierende Schmerzen >20 min	Ruheangina >20 min, z.Zt. beschwerdefrei, aber hohe oder mittlere Wahrscheinlichkeit einer KHK	Steigende Frequenz, Dauer oder Schwere einer Angina
Lungenödem	Ruheangina >20 min, behoben mit Ruhe oder Nitroglyzerin	Angina mit geringerer Belastung als bisher
Angina mit neuer oder sich verschlechternder Mitralinsuffizienz	Neu aufgetretene Angina der CCS-Klasse-III oder -IV bei hoher oder mittlerer Wahrscheinlichkeit einer KHK	Neuauftreten einer Angina (2 Wochen bis 2 Monate)
Angina mit S3 oderLinksherzinsuffizienz	Pathologische Q-Zacken oder ST-Streckensenkungen >1 mm in mehreren Ableitungen	Normales oder unverändertes EKG
Angina mit Hypotension	Alter >65 Jahre	

Diagnostik

5% aller Patienten mit instabiler Angina weisen ein normales EKG auf. Die am meisten angetroffenen EKG-Veränderungen sind unspezifische ST-Streckenveränderungen, meist ST-Streckensenkungen. Tiefe symmetrische T-Wellen in V1–V4 weisen auf eine Ischämie im Ramus interventricularis anterior (LAD) hin. Transiente ST-Streckenhebungen spiegeln einen intermittierenden Verschluss des Gefäßes durch Vasospasmus wider. Vorübergehende oder dynamische ST- oder T-Streckenveränderungen über 1 mm sind mit hohem Risiko assoziiert.

Alle Patienten, bei denen der Verdacht auf eine instabile Angina hoch, aber das initiale EKG normal ist, sollten serielle EKG in relativ kurzen Abständen erhalten (30–60 min, mindestens 3 EKG). Ein EKG sollte ebenfalls geschrieben werden, wenn rezidivierende Schmerzen vorliegen oder sich der klinische Zustand ändert (z. B. neues Lungenödem).

Jedes klinische Bild einer instabilen Angina in Kombination mit erhöhten Troponinspiegeln wird als Non-Q-Wave-Infarkt klassifiziert. Die Grenzen zwischen einer instabilen Angina und einem Non-Q-Wave-Infarkt sind allerdings fließend und nicht selten verwischt, insbesondere in den Fällen, in denen eine geringe Erhöhung des Troponins vorzufinden ist (sog. Mikroinfarkt). Im letzteren Fall sprach man in der Vergangenheit, zu einem Zeitpunkt als weniger sensitive Marker zur Verfügung standen, nur von der instabilen Angina.

Therapie

Trotz der Tatsache, dass die dem akuten Koronarsyndrom zugrunde liegende Pathophysiologie mit Plaqueruptur und Thrombusbildung dem Q-Wave-Infarkt ähnlich ist, ist sie nur ähnlich und nicht gleich und sollte als solche anders behandelt werden. In beiden Fällen führt zwar die Ruptur des arteriosklerotischen Plaques über Thrombozytenadhäsion, Thrombozytenaktivierung und Thrombozytenaggregation zur Thrombusbildung, beim Non-Q-Wave-Infarkt liegt aber in 60% aller Fälle kein kompletter Gefäßverschluss vor. Außerdem ist der Thrombus thrombozytenreich und nicht – wie beim Q-Wave-Infarkt – erythozyten- und fibrinreich. Auf der Basis dieser Pathophysiologie wird verständlich, dass eine thrombolytische Therapie beim Non-Q-Wave-Infarkt unwirksam ist und 2 weitere Risiken mit sich bringt:

1. Er trägt durch Thrombinfreisetzung zu einer zunehmenden Thrombusbildung bei.
2. Er begünstigt eine distale Embolisation von Thrombusmaterial.

Somit spielt bei der Therapie des akuten Koronarsyndroms die Inaktivierung der Thrombozyten eine zentrale Rolle.

Medikamentöse Therapie

Nach den Richtlinien der AHA/ACC sollten alle Patienten (Frauen wie Männer) mit einem akuten Koronarsyndrom mit einem Antithrombin (Heparin oder Hirudin) und Azetylsalizylsäure behandelt werden.

Azetylsalizylsäure

Die erste Dosis von Azetylsalizylsäure (324 mg) sollte gekaut werden, was die Absorption begünstigt. Azetylsalizylsäure inhibiert die Thromboxane-A2-abhängige Thrombozytenaggregation, indem es irreversibel das Enzym Zyklooxygenase hemmt. Azetylsalizylsäure inhibiert nicht die durch Thrombin (stärkster Stimulus für Thrombozytenaggregation) und andere Faktoren induzierte Thrombozytenaggregation. Trotz dieser Limitationen senkt Azetylsalizylsäure die Inzidenz an Myokardinfarkten, Reinfarkte und die kardiovaskuläre Mortalität. Geschlechtsspezifische Daten für die instabile Angina liegen bislang nicht vor.

Unfraktioniertes Heparin

Untersuchungsergebnisse zur Therapie des akuten Koronarsyndroms mit unfraktioniertem Heparin sind widersprüchlich. Vor allem ist nicht klar, ob die Addition von unfraktioniertem Heparin zu Azetylsalizylsäure die Infarktrate und/oder die Sterblichkeit reduziert. Eine Metaanalyse der wichtigsten und größten Studien kommt zu dem Schluss, dass die Kombinationstherapie Azetylsalizylsäure/Heparin die Inzidenz an Infarkten und die Sterblichkeit um 56% (von 3,3 auf 1,8%; relatives Risiko 0,44) senkt. Nur eine Studie fand, dass Heparin allein der Kombinationstherapie überlegen ist. Die optimale Dosierung und Therapiedauer ist ebenfalls ungeklärt. Aller Wahrscheinlichkeit nach ist eine Administration von 2 Tagen oder kürzer nicht ausreichend, um einen Effekt auf die Mortalität oder die Infarktrate zu haben. Der größte Nutzen scheint bei einer Therapiedauer von 6–7 Tagen zu liegen. Eine subkutane Verabreichung hat sich als nicht effektiv herausgestellt.

Eine Subgruppenanalyse für Frauen steht uns bislang nicht zur Verfügung.

Niedermolekulares Heparin

Niedermolekulares Heparin hat mehrere Vorzüge gegenüber dem unfraktionierten Heparin:

- Es ist ein direkter Thrombinantagonist.
- Es hat einen gleichmäßigen und zuverlässigen antikoagulatorischen Effekt.
- Es weist weniger Nebenwirkungen auf als unfraktioniertes Heparin (weniger Osteoporose und geringere Häufigkeit an Thrombozytopenien). Seine Wirksamkeit ist v. a. durch die Inhibition von Faktor Xa in der Koagulationskaskade bedingt.

In den letzten Jahren wurden 4 wichtige Studien mit der Frage durchgeführt, ob niedermolekulares Heparin gleichwertig oder besser ist als unfraktioniertes Heparin und ob es zu mehr Blutungskomplikationen führt (Tabelle 6-3) Die Studie von Gurfinkel et al. (1995; Behandlung mit Nadroparin-Kalzium) berichtet über eine Reduktion der Krankenhaussterblichkeit von 5,7 auf 0,0%, die FRISC-Studie (Behandlung mit Dalteparin) von einer Reduktion des Infarktes und der Mortalität nach 6 Tagen von 4,8 auf 1,8% ohne Langzeiteffekt

Tabelle 6-3. Studien zur Therapie des akuten Koronarsyndroms mit unfraktioniertem Heparin im Vergleich zu niedermolekularem Heparin

Studie	„Follow-up“	Tod/Myokardinfarkt	
		Azetylsalizylsäure +NMH [%]	Azetylsalizylsäure +Standard [%]
Essence	30 Tage	6,2	7,7
Gurfinkel	Krankenhaus	0,0	5,7
FRIC	6 Tage	3,9	3,6
FRISC	6 Tage	1,8	4,8

Essence „enoxaparin in unstable angina and non-Q-wave myocardial infarction“, *FRIC* „low molecular weight heparin (Fragmin) in the treatment of unstable coronary artery disease“, *FRISC* „Fragmin during instability in coronary artery disease“, *NMH* niedermolekulares Heparin, *Standard* unfraktioniertes Heparin

(150 Tage) und die ESSENCE-Studie (Behandlung mit Enoxaparin) nach 30 Tagen von 7,7 auf 6,2%. Die FRIC-Studie (Behandlung mit Fragmin) war die einzige Studie, die keine Unterschied zwischen den Gruppen fand (3,6 vs. 3,9%). Das Blutungsrisiko war in keiner Studie erhöht. Auf der Basis dieser Daten erscheint es sinnvoll, Patientinnen mit hohem oder intermediärem Risiko mit instabiler Angina/Non-Q-Wave-Infarkt mit niedermolekularem Heparin zu behandeln, da es mindestens gleich wirksam und wahrscheinlich effektiver ist, einfacher zu handhaben ist und die Notwendigkeit von PTT-Messungen elimiert. Leider liegen auch hier noch keine geschlechtsspezifischen Daten vor.

Glykoprotein-IIa/IIIb-Rezeptorantagonisten

Nach Plaqueruptur und Thromboztenadhäsion wird der Glykoprotein-(GP-)IIb/-IIIa-Rezeptor derart verändert, dass er eine Fibrinogenbindung erlaubt, was zur Thrombozytenaggregation und letztendlich zur Thrombusbildung führt. Der GP-IIb/-IIIa-Rezeptor ist der entscheidende Faktor für die Thrombozytenaggregation und nimmt somit eine Schlüsselstellung in der Pathophysiologie des akuten Koronarsyndroms ein.

Klinisch sind 3 kommerziell erhältliche GP-IIb/IIIa-Rezeptorantagonisten im Gebrauch:

1. Abciximab (alte Bezeichnung: 7E3Fab),
2. ein monoklonaler Antikörper und
3. die synthetischen kleinen Moleküle Eptifibatide (ein Peptid) und Tirofiban (ein Nonpeptid; Tabelle 6-4)

Tabelle 6-4. Klassifikation der Glykoprotein-*(GP-)*IIb/IIIa-Rezeptorantagonisten

Form	GP-IIb/IIIa-Rezeptorantagonist
Monoklonaler Antikörper	Abciximab
Synthetischer GP-IIb/IIIa-Antagonist	
Peptid	Eptifibatide
Nicht-Peptid	Tirofiban
	Lamifiban
Natürlicher GP-IIb/IIIa-Antagonist	Schlangengift

Tabelle 6-5. Unterschiede zwischen den synthetischen GP-IIb/-IIIa-Rezeptorantagonisten und Abciximab

	Abciximab	Eptifibatide Tirofiban
Rezeptorbindung	Irreversibel	Reversibel
Spezifität	Gering	Hoch
Halbwertszeit	Lang (4–6 h)	Kurz (30–120 min)
Wirkungsdauer	2–3 Tage	~ 4 h
Blutungsrisiko	Hoch	Gering
Immunogenität	Hoch	Fehlend

Alle werden intravenös verabreicht. Lamifiban, ebenfalls ein synthetisches Nonpeptid, wird wegen unzureichender Effizienz klinisch nicht mehr angewendet.

Ihre Unterschiede in der Pharmakokinetik, der Immunogenität und dem Blutungsrisiko sind in Tabelle 6-5 aufgelistet.

Die Grundlage bilden 5 große Studien (4 davon auch „4P-Studien": PURSUIT, PRISM, PISM-PLUS, PARAGON genannt) für die medikamentöse Therapie des akuten Koronarsyndroms mit Glykoproteinrezeptorantagonisten. Zirka 35% der in die Studien einbezogenen Patienten waren Frauen.

Die PURSUIT-(Platelet-GP-IIb/IIIa-in-Unstable-Angina:Receptor-Suppression-Using-Integrelin-Therapy-)Studie schloss 10.948 Patienten mit instabiler Angina oder einem Non-Q-Wave-Infarkt ein. Die Patienten erhielten in randomisierter Form innerhalb von 24 h neben einer konventionellen Therapie entweder Integrelin oder Plazebo. Nach 30 Tagen war eine 1,5%ige absolute und 9,5%ige relative Abnahme an kardiovaskulären Ereignissen (Tod und/oder Infarkt) in der Integrelingruppe mit hoher Bolusdosierung (180 µg/kg) und in fast allen Untergruppen zu verzeichnen. Nur Frauen profitierten in den meisten Ländern (Ausnahme waren die USA) nicht von der Eptifibatide-Therapie (Abb. 6-1). Die Ursachen sind unklar. Biologische Unterschiede scheiden als Erklärung aus, da Eptifibatide bei beiden Geschlechtern eine gleich starke thrombozytenhemmende Wirkung hatte. Da in anderen Studien mit Eptifibatide keine Ge-

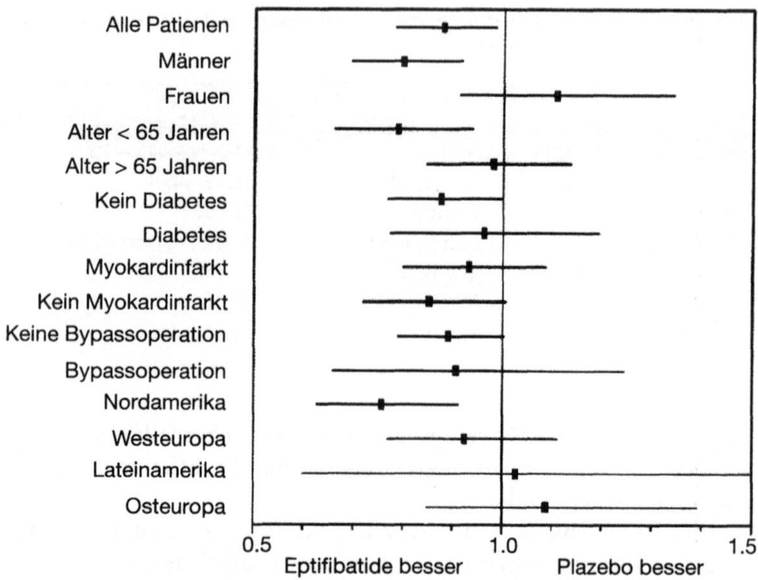

Abb. 6-1. Therapie des akuten Koronarsyndroms mit dem Thrombozytenaggregationshemmer Eptifibatide. (Aus: The PURSUIT Investigators 1998)

schlechtsunterschiede beobachtet wurden, ist anzunehmen, dass die gesehene Differenz auf demographische Unterschiede und auf Unterschiede in der übrigen Therapie zurückzuführen ist.

In der PRISM-(Platelet-Receptor-Inhibition-in-Ischemic-Syndrome-Management-)Studie, die 3.000 Patienten mit instabiler Angina oder einem Non-Q-Wave-Infarkt (32% Frauen) entweder zu Tirofiban oder Heparin randomisierte, profitierten Frauen stärker als Männer von der Therapie mit Glykoproteinrezeptorantagonisten (Abb. 6-2). Da Non-Q-Wave-Infarkte mit thrombozytenreichen Thrombi häufiger bei Frauen vorkommen, ist aus pathophysiologischer Sicht auch eine höhere Effizienz der thrombozytenhemmenden Therapie bei ihnen zu erwarten. Bei allen Patienten war nach 48 h eine 36%ige Reduktion in dem gemeinsamen Endpunkt „Tod, Myokardinfarkt oder refraktäre Angina" vorhanden (5,9% in der Heparingruppe, 3,8% in der Tirofibangruppe). Die verringerte Mortalität war auch noch nach 30 Tagen nachweisbar.

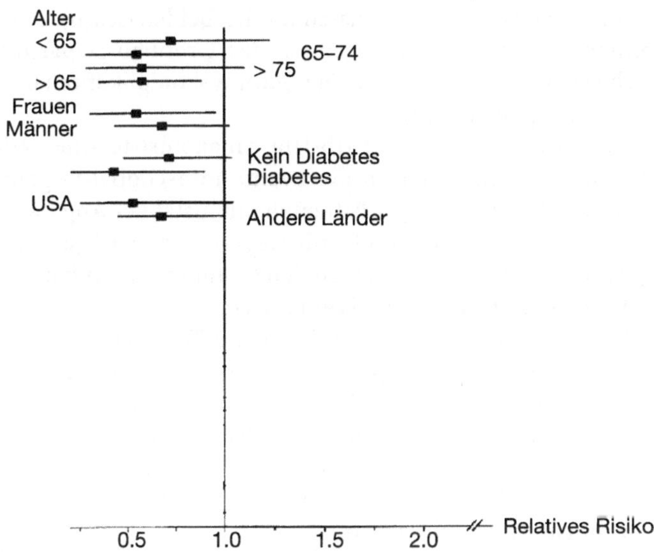

Abb. 6-2. Relatives Risiko für den gemeinsamen Endpunkt „Tod, Myokardinfarkt oder refraktäre Ischämie" in der PRISM-Studie. (Aus: The PRISM Investigators 1998)

Die PRISM-PLUS-(Platelet-Receptor-Inhibition-in-Ischemic-Syndrome-Management-in-Patients-Limited-by-Unstable-Signs-and-Symptoms-)Studie unterschied sich von der vorherigen dadurch, dass sie überwiegend hoch gefährdete Patienten einschloss. In der Vergangenheit hatten sich 30% dieser Patienten zusätzlich einer PTCA oder Bypassoperation unterzogen. 33% der 2.000 Patienten waren Frauen. Die Randomisierung erfolgte bei Tirofiban allein, Tirofiban plus Heparin und Heparin allein. Der Tirofibanarm allein musste wegen hoher 7-Tage-Mortalität und Infarktrate vorzeitig abgebrochen werden. Die Kombination Tirofiban plus Heparin wies nach 30 Tagen insgesamt eine 23%ige Reduktion von kardiovaskulären Ereignissen auf (18,5 vs. 22,3%), wobei Frauen gleichermaßen von der Therapie profitierten wie Männer. Bei Männern fand sich eine Reduktion von kardiovaskulären Ereignissen von 19% (Heparin allein) auf 13,4% (Heparin + Tirofiban), bei Frauen von

17,4% auf 12,7%. Nach 6 Monaten war bei beiden Geschlechtern noch immer eine geringe Überlegenheit der Tirofiban-Heparin-Gruppe nachweisbar (27,7 vs. 32,1%). Die Blutungskomplikationen waren in beiden Gruppen gleich.

Die PARAGON-(Platelet-IIb/IIIa-Antagonist-for-the-Reduction-of-Acute-Coronary-Syndrome-Events-in-a-Global-Organization-Network-)Studie mit 2.282 Patienten mit instabiler Angina und Therapie mit Lamifiban mit und ohne Heparin fand nach 30 Tagen keine signifikante Differenz zwischen den Gruppen. Lamifiban wird auch nicht in der klinischen Praxis eingesetzt.

Die GUSTO-(Global-Use-of-Strategies-To-Open-Occluded-Coronary-Arteries-)IV-ACS-Studie randomisierte 7.800 Patienten mit akutem Koronarsyndrom mit positivem Troponinspiegel oder EKG-Veränderungen zu Abciximab oder Plazebo (die Daten wurden im August 2000 auf der Jahrestagung der European Society of Cardiology vorgestellt). Unerwartet war die Therapie mit Abciximab der Plazebogabe nicht überlegen.

Die „Food und Drug Adminstration" empfiehlt Integrelin oder Tirofiban beim akuten Koronarsyndrom als adjunktive Medikation bei Hochrisikopatienten (s. Tabelle 6-2) mit andauernder Ischämie trotz optimaler medikamentöser Therapie für mindestens 1 h. Patienten mit erhöhtem Troponin I weisen den größten Nutzen auf. Abciximab wird zur Therapie des Non-Q-Wave-Infarktes ohne koronare Intervention nicht empfohlen. Optimale Dosierung und optimale Therapiedauer sind noch Gegenstand der Forschung.

Neben thrombozytenhemmender Therapie und Therapie mit einem Antithrombin sind weiterhin Betablocker, Nitrate und in seltenen Fällen Kalziumkanalblocker indiziert. Solange auch hier keine geschlechtsspezifischen Daten bei der Therapie der instabilen Angina vorliegen, sollten die in Studien bei Männern erhobenen Daten richtungsweisend sein.

Nitrate

Bislang wurde in keiner großen randomisierten Studie bei Patienten mit akutem Koronarsyndrom gezeigt, dass Nitrate die Myokardinfarktrate oder die kardiovaskuläre Sterblichkeit senken. Nitrate sind daher nur bei anhaltender und rezidivierender Angina indiziert.

Betablocker

Betablocker sind ein entscheidender Eckpfeiler der Therapie des akuten Koronarsyndroms. Sie reduzieren das Auftreten von Ischämien bzw. Myokardinfarkten. Bislang wurde jedoch kein eindeutiger Effekt in Bezug auf Mortalität bei der instabilen Angina festgestellt.

Geschlechtsspezifische Daten liegen (im Gegensatz zum Q-Wave-Infarkt) nicht vor.

Kalziumantagonisten

Verapamil oder Diltiazem können als Medikament der 2. Wahl zur Ischämiekontrolle und bei Vorhofflimmern mit schneller Überleitung auf die Ventrikel in den Fällen eingesetzt werden, in denen Betablocker kontraindiziert sind.

Interventionelle Therapie beim akuten Koronarsyndrom

Die Herzkatheteruntersuchung spielt eine entscheidende Rolle, das Ausmaß der koronaren Herzkrankheit festzustellen und darüber hinaus Informationen über die Stenosemorphologie (z. B. über das Vorliegen eines intrakoronaren Thrombus) zu erhalten. Dies erlaubt einerseits eine weitere Risikounterteilung und ermöglicht andererseits eine invasive Therapie (z. B. PTCA, Stentimplantation) oder eine Zuweisung zur Bypassoperation. 10% aller Patienten mit dem klinischen Erscheinungsbild der instabilen Angina (selbst mit EKG-Veränderungen) haben keine angiographisch feststellbare signifikante Stenose. Dagegen weisen 6% aller Patienten mit instabiler Angina eine Hauptstammstenose auf.

Alle Patienten, die ein erhöhtes Risiko einer Frühmortalität haben, sollten zum frühestmöglichen Zeitpunkt einer invasiven Diagnostik mit eventueller Intervention zugeführt werden. Dazu gehören alle Patienten, die trotz optimaler medikamentöser Therapie weiterhin symptomatisch sind oder elektrokardiographisch Hinweise auf rezidivierende Ischämien aufweisen.

Weitere Indikationen für eine Herzkatheteruntersuchung in den ersten 48 h nach Krankenhausaufnahme sind nach den ACC/AHA-Richtlinien

- maligne Herzrhythmusstörungen,
- Hypotension,
- Herzinsuffizienz oder reduzierte Ventrikelfunktion (Ejektionsfraktion unter 40%),
- neue oder progrediente Mitralinsuffizienz,
- Ventrikelseptumdefekt (VSD) oder
- andere Formen einer hämodynamischen Instabilität einschließlich einem kardiogenen Schock.

Alle Patienten, die in den letzten 6 Monaten eine PTCA, Atherektomie oder Stentimplantation oder in der Vergangenheit eine Bypassoperation erfuhren, sollten ebenfalls invasiv untersucht werden. Da diese Empfehlungen auf Studiendaten vor der Einführung von GP-IIb/-IIIa-Rezeptorantagonisten und der weit verbreiteten Anwendung von intrakoronaren Stents basieren, stellte sich die Frage, ob es in der heutigen Zeit weiterhin gerechtfertigt ist, alle anderen Patienten nur medikamentös zu behandeln. Oder würden selbst Patienten, die mit medikamentöser Therapie stabilisiert werden können, doch von einer interventionellen Vorgehensweise profitieren? Dieser Frage gingen 4 größere randomisierte Studien bei Patienten mit instabiler Angina bzw. mit einem Non-Q-Wave-Infarkt nach: die TIMI-(Thrombolyse-in-Myocardial-Infarction-)IIIb-Studie (Anonymus), die VANQWISH-(Veterans-Affairs-Non-Q-Wave-Infarction-Strategies-in-Hospital-)Studie (Boden et al. 1998), die FRISC-(Fast-Revascularisation-During-InStability-in-Coronary-Artery-Disease-)II-Studie (Anonymus) und die TACTICS-(Treat-Angina-with-Aggrastat-and-Determine-Cost-of-Therapy-with-an-INVASIVE-or-Conservative-Strategy-)TIMI-18-Studie (Cannon et al. 1998). Die TIMI-IIIb- und VANQWISH-Studie wurden vor der Entwicklung von GP-IIb/-IIIa-Antagonisten und Stents durchgeführt, in der FRISC-II-Studie wurden bereits Stents angewandt und in der TIMI-18-Studie erhielten alle Patienten einen GP-IIb/-IIIa-Antagonisten und geeignete Patienten auch eine Stentimplantation. In der TIMI-III-Studie betrug der Prozentsatz der Frauen 48%, in der VANQWISH-Studie nur 3%, und TACTICS gibt bislang keine demographischen Daten an. Eine geschlechtsspezifische Analyse liegt in keiner der Studien vor. In der TIMI-IIIb- und VANQWISH-Studie lag kein signifikanter Unterschied in der Mortalität und Reinfarktrate zwischen konservativer und invasiver Strategie vor. Allerdings war die Krankenhausaufenthaltsdauer, die nach Entlassung notwendige Wiederaufnahme und der Verbrauch an antianginöser Medikation mit der invasiven Strategie geringer. Außerdem betrug in der TIMI-IIIb-Studie die Anzahl der Patienten, die letztendlich doch eine Revaskularisation erhielten, 64%. Die Daten der FRISC-II-Studie ließen den Schluss zu, dass eine frühzeitige Angiographie und Intervention der konservativen Vorgehensweise überlegen ist. 12,1% der nichtinvasiv behandelten Gruppe, aber nur 9,4% der invasiven Gruppe hatte nach 6 Monaten entweder einen Infarkt oder waren gestorben. Außerdem waren Angina und eine erneute Krankenhausaufnahme um ca. 50% reduziert. Die größte Reduktion war in der Hochrisikogruppe festzustellen. Die noch nicht veröffentlichten und auf der Jahrestagung der AHA im November 2000 vorgestellten Daten der TACTICS-Studie zeigten eindeutig, dass mit der invasiven Strategie die Mortalität und die Infarktrate noch weiter gesenkt werden kann. Die Inzidenz des gemeinsamen Endpunkts „Tod, Myokardinfarkt und Wiederaufnahme ins Krankenhaus" betrug nach 30 Tagen 10,5% in der konservativ behandelten Gruppe und 7,4% in der Gruppe, die einer frühen invasiven Diagnostik und Therapie zugeführt wurde. Nach 6 Monaten lag der Unterschied bei 19,4 vs. 15,9%. Die größte Reduktion war in der Hochrisikogruppe zu verzeichnen (Reduktion von 30,6 auf 19,5%) Die Gruppe mit niedrigem Risiko hatte keinen signifikanten Nutzen. Die insgesamt verbesserte Prognose ist mit größter Wahrscheinlichkeit auf die Anwendung von Stents und die verbesserte thrombozytenhemmende Therapie mit GP-IIb/-IIIa-Antagonisten zurückzuführen.

Wie auch bereits an anderer Stelle gezeigt wurde, kann die kumulative Inzidenz an kardialer Mortalität und Myokardinfarkt noch weiter gesenkt werden, wenn einer medikamentösen Therapie mit GP-IIb/-IIIa-Antagonisten eine Intervention folgt (Abb. 6-3). Aufgrund dieser neuesten Studienergebnisse ist daher eine schnelle invasive Diagnostik und eine interventionelle Therapie bei allen Patienten zu empfehlen.

Wie bereits mehrfach erwähnt, erhalten Frauen nicht nur weniger häufig eine optimale antiischämische Therapie als Männer, sondern

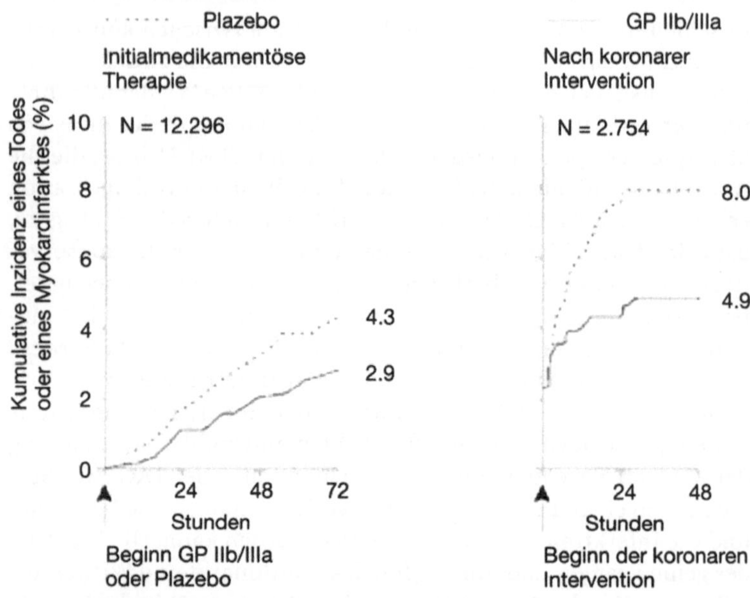

Abb. 6-3. Glykoprotein-IIb/IIIa-Rezeptorantagonisten bei akutem Koronarsyndrom. (Aus: Boersmann et al. 1999)

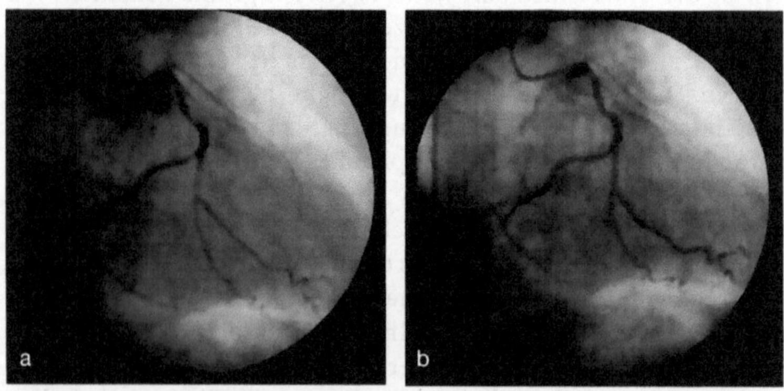

Abb. 6-4a, b. 55-jährige Patientin mit instabiler Angina. Koronarangiographisch zeigte sich eine hochgradige Stenose des R. circum flexus mit Thrombus, die erfolgreich mittels PTCA und Stentimplantation behandelt wurde. Adjunktiv wurde ein GP-IIa/-IIIb-Rezeptorantagonist verabreicht; **a** vor und **b** nach der Dilatation

werden auch seltener einer invasiven Diagnostik zugeführt. Hinzu kommt, dass Frauen aufgrund ihres höheren Lebensalters und der vermehrt auftretenden Krankheiten arterielle Hypertonie und Diabetes mellitus häufiger als Männer der Gruppe der Hochrisikopatienten angehören und somit am meisten von einer frühen invasiven Diagnostik und Therapie profitieren würden. Zur Reduktion der kardiovskulären Mortalität und Infarktrate bei Frauen ist daher ein Umdenken bei der Ärzteschaft mit der Bereitschaft, auch ältere Frauen nicht nur „konservativ", sondern „aggressiv" zu behandeln, unbedingt erforderlich (Abb. 6-4; Beispiel einer invasiven Therapie der instabilen Angina).

Zusammenfassung

Unter dem Begriff des akuten Koronarsyndroms sind die Krankheitsbilder der instabilen Angina und des Non-Q-Wave-Infarktes zusammengefasst. Das Beschwerdebild bei der Frau ist häufig atypisch. Diagnostische Verfahren und Therapien weisen keine ausgeprägten Geschlechtsunterschiede auf. Frauen scheinen gerinfügig mehr von der Anwendung mit Glykoprotein-IIb/-IIIa-Rezeptorantagonisten zu profitieren als Männer. Eine frühzeitige invasive Diagnostik und, je nach Befund, frühzeitige Revaskularisation (PTCA oder Bypassoperation) ist eindeutig mit einer Reduktion der kardiovaskulären Mortalität verbunden.

Literatur

Anonymous (1994) Invasive compared with non-invasive treatment in unstable coronary-artery disease: FRISC II prospective randomised multicentre study. Fragmin and Fast Revascularisation during InStability in Coronary artery disease Investigators. Lancet 354(9180):708–715

Ambrose JA, Dangas G (2000) Unstable angina: Current concepts of pathogenesis and treatment. Arch Int Med 160:25–37

Antman EM, McCabe CH, Gurfinkel EP et al. (1999) Enoxaparin prevents death and cardiac ischemic events in unstable angina/non-Q-wave myocardial infarction. Circulation 100:1593–1601

Bhatt DL, Topol EJ (2000) Current Role of Glycoprotein IIb/IIIa Inhibitors in Acute Coronary Syndromes. JAMA 284(12):1549–1558

Boden WE, O'Rourke RA, Crawford MH et al. (1998) Outcomes in patients with acute non-Q-wave myocardial infarction randomly assigned to an invasive as compared with a conservative management strategy. Veterans Affairs Non-Q-Wave Infarction Strategies in Hospital (VANQWISH) Trial Investigators. N Engl J Med 338(25):1785–1792

Boersmann E, Akkerhuis Km, Theroux P et al. (1999) Platelet glycoprotein IIb/Iia receptor inhibition in non-ST-elevation acute coronary syndromes:early benefit during medical treatment only, with additional protection during percutaneous coronary intervention. Circulation 100:2045–2048]

Braunwald E, Jones RH, Mark DB et al. (1994) Diagnosing and managing unstable angina. Circulation 90:613–622

Cairns JA, Gent M, Singer J et al. (1985) Aspirin, sulfinpyrazone, or both in unstable angina: results of a Canadian multicenter trial. N Engl. J Med. 313:1369–1375

Califf R (1999) Glycoprotein IIb/IIIa blockade and thrombolytics: Early lessons from the Speed and GUSTO IV trials. Am Heart J 138(1, Part 2):S12-S15

Cannon CP, Weintraub WS, Demopoulos LA et al. (1998) Invasive vs. conservative strategies in unstable angina and non-Q-wave myocardial infarction following treatment with tirofiban: rationale and study design of the international TACTICS-TIMI 18 Trial. Treat Angina with Aggrastat and determine Cost of Therapy with an Invasive or Conservative Strategy. Thrombolysis in Myocardial Infarction. Am J of Cardiol 82(6):731–736

Fragmin during Instability in Coronary Artery Disease (Frisc) Study Group (1996) Low-molecular-weight-heparin during instability in coronary artery disease. Lancet 347:561–568

Gurfinkel EP, Manos EJ, Mejail RI et al. (1995) Low molecular weight heparin vs. regular heparin or aspirin in the treatment of unstable angina and silent ischemia. J Am Coll Cardiol 2: 313–318

Klein W, Buchwald A, Hillis WS et al. (1997) Fragmin in unstable angina pectoris or in non-Q-wave acute myocardial infarction (the FRIC study). Fragmin in Unstable Coronary Artery Disease. Am J Cardiol 80(5A):30E-34E

Libby P (1995) Molecular bases of the acute coronary syndromes. Circulation 91:2844–2850

Neri Serneri GG, Modesti PA, Gensini GF et al. (1995) Randomised comparison of subcutaneous heparin, intravenous heparin, and aspirin in unstable angina. Lancet 345:1201–1204

Stone PH, Thompson B, Anderson HV et al. (1996) Influence of race, sex, and age on management of unstable angina and non-Q-wave myocardial infarction. The TIMI III registry. JAMA 275:1104–1112

The PARAGON Investigators (1998) International, randomized, controlled trial of lamifiban (a platelet glycoprotein IIb/IIIa inhibitor), heparin, or both in unstable angina. Circulation 97:2386–2395

The PRISM Investigators (1998) A comparison of aspirin plus tirofiban with aspirin plus heparin for unstable angina. N Engl J Med 338: 1498–1505

The PRISM-PLUS Investigators (1998) Inhibition of the platelet glycoprotein IIb/IIIa receptor with tirofiban in unstable angina and non-Q-wave mocardial infarction. N Engl J Med 338:1488–1497

The PURSUIT Investigators (1998) Inhibition of platelet glycoprotein IIb/IIIa with eptifibatide in patients with acute coronary syndromes. N Engl J Med 339:436–443

Theroux P, Ouimet H, McCans J et al. (1988) Aspirin, heparin, or both to treat acute unstable angina. N Engl J Med 319:1105–1111

Theroux P, Waters D, Qui S et al. (1993) Aspirin vs. heparin to prevent myocardial infarction during the acute phase of unstable angina. Circulation 88:2045–2048

7 Chirurgische Revaskularisation

Jährlich werden in den USA ca. 300.000 Bypassoperationen durchgeführt, 25% davon bei Frauen. Seit Beginn der Bypasschirurgie Ende der 60er Jahre hat sich die Patientenpopulation kontinuierlich geändert. Während anfangs relativ wenige Patienten (Männer und Frauen) über 70 Jahre und mit Ejektionsfraktionen unter 50% operiert wurden, nahm der Anteil der Hochrisikopatienten mit zunehmender Erfahrung und verbesserter Technik zu (Weintraub et al. 1998). Daher weist die heutige Patientenpopulation, die sich einer Bypassoperation unterzieht, wesentlich häufiger als vor 25 Jahren ein höheres Lebensalter, eine reduzierte Ventrikelfunktion, eine 3-Gefäßerkrankung und einen Diabetes mellitus auf. Parallel hierzu stieg die Operationssterblichkeit von durchschnittlich 1% im Jahre 1974 auf 2,7% im Jahre 1991 bei Männern und von durchschnittlcih 1,3% auf 5,4% bei Frauen. Zu allen Zeitpunkten waren aber Frauen zum Zeitpunkt der Operation älter als Männer, was nicht unerwartet ist, da die KHK bei der Frau in der Regel 10–15 Jahre später auftritt als beim Mann. So betrug der Prozentsatz der Männer über 60 Jahre 28,8% im Zeitraum 1974–1979, 59,6% im Zeiraum 1988–1991. Der Anteil der Frauen über 60 Jahre betrug 45,1% (16,3% höher) im Zeitraum 1974–1979 und 77,3% (17,7% höher) im Zeitraum von 1988–1991. Nur 3,5% der Männer, aber 7,3% der Frauen war 1974–1979 älter als 70 Jahre. 1988–1991 betrug das Verhältnis 24,3% zu 38,8% (Weintraub et al. 1998)

Bis heute, d. h. selbst noch im Jahre 2001, ist in allen Studien die Bypassoperation bei Frauen mit einer höheren Sterblichkeit als bei Männern verbunden (King et al. 1994; O'Connor et al. 1993; Edwards et al. 1998). Das relative Risiko (RR) bei Frauen liegt zwischen 1,4 und 4,4. Interessanterweise haben v. a. Frauen mit niedrigem und mittelgradigem Risiko für eine Bypassoperation eine erhöhte Sterblichkeit. Die Geschlechtsunterschiede sind in der Hochrisikopopulation (z. B.

Patienten mit Ejektionsfraktion <40%, diffuse 3-Gefäßerkrankung) weniger ausgeprägt.

Die Gründe für die erhöhte Letalität werden auf den folgenden Seiten diskutiert. Eine Rolle spielen aber immer folgende präoperativen klinischen Befunde:

- die geringere Körpergröße,
- die Größe der Koronararterien der Frau,
- das höhere Lebensalter,
- das häufigere Vorhandensein eines Diabetes mellitus und
- die Tatsache, dass die Bypassoperation bei Frauen häufiger notfallmäßig durchgeführt wird.

Krankenhaussterblichkeit

Seit 30 Jahren liegt die mit der Bypassoperation verbundene Krankenhaussterblichkeit der Frau über der des Mannes (Tabelle 7-1). In einer Studie von Bolooki et al. (1975) betrug 1975 die perioperative Mortalität 8% bei Frauen und 2% bei Männern. Die Coronary-Artery-Surgery-Studie (CASS) gab 1982 eine Letalität von 1,9% bei Frauen und von 4,5% bei Männern an, wobei v. a. bei älteren Frauen die Sterblichkeit deutlich erhöht war (12,3% für Frauen >70 Jahre, 2,8% für Frauen Mitte 30). In einer Studie von Loop et al. (1983) hatten Frauen trotz besserer systolischer Ventrikelfunktion und einer geringeren Schwere der Koronarstenosen eine höhere Krankenhaussterblichkeit (2,9% vs. 1,3%). In allen Studien jedoch, in denen

- die Körperoberfläche (im Schnitt geringer bei Frauen),
- die Größe der Koronararterien (durchschnittlich kleiner bei Frauen),
- das Alter (66,9 Jahre bei Frauen vs. 63,6 Jahre bei Männern) und
- die kardiovaskulären Risikofaktoren (15% Diabetes mellitus bei Frauen vs. 10,6% bei Männern, Hypertonie 49% vs. 33%)

als statistische Variablen in die Analyse mit einbezogen wurden, war das Geschlecht kein unabhängiger Risikofaktor für die Bypassoperation mehr. Nur diejenigen Studien, die keine statistische Korrektur für diese Faktoren vornahmen, identifizierten das Geschlecht als unabhängigen Risikofaktor für die Krankenhaussterblichkeit bei der Bypassoperation. Neueste Daten zur operativen Mortalität der Bypassoperation bestätigen die der Vergangenheit. Ein auf der

Tabelle 7-1. Geschlechtsunterschiede der perioperativen Mortalität der koronaren Bypassoperation. (Mod. nach Weintraub 1997)

Autor	Jahre	Geschlecht	Patienten (n)	Mortalität [%]
Loop et al. 1983	1967–1980	Frauen Männer	2.245 18.079	2,9 1,3
Bolooki et al. 1975	1969–1973	Frauen Männer	34 226	8,0 2,0
Douglas et al. 1981	1973–1979	Frauen Männer	492 2.663	2,2 1,0
Rahimtoola et al. 1993	1974–1991	Frauen Männer	1.979 6.927	2,7 1,9
Fisher et al. 1982 (CASS)	1975–1980	Frauen Männer	1.153 6.258	4,5 1,9
Christakis et al. 1995	1982–1986	Frauen Männer	1.346 5.988	6,0 3,0
Khan et al. 1990	1982–1987	Frauen Männer	482 1.815	4,6 2,6
O'Connor et al. 1993	1987–1989	Frauen Männer	819 2.236	7,1 3,3
Hannan et al. 1992	1989	Frauen Männer	3.169 9.279	5,4 3,1
Weintraub 1997	1974–1979	Frauen Männer	Nicht vorhanden Nicht vorhanden	1,3 1,0
Weintraub et al. 1998	1988–1991	Frauen Männer	Nicht vorhanden Nicht vorhanden	5,4 2,7

50. Jahrestagung des „American College of Cardiology“ im März 2001 vorgestelltes „Abstract“ zeigte, dass Frauen weiterhin eine erhöhte perioperative Mortalität haben (3,5% bei Frauen vs. 1,4% bei Männern). Frauen waren jedoch älter, kleiner, hatten häufiger einen Diabetes mellitus, eine Niereninsuffizienz, arterielle Hypertonie und eine

höhere Angina-Klasse als Männer. Außerdem mussten sie sich häufiger einer Notfalloperation unterziehen. Männer wiesen öfter eine reduzierte Ventrikelfunktion und eine 3-Gefäßerkrankung auf. Sie waren auch bei den Rauchern stärker vertreten. Nach statistischer Korrektur für diese Variablen war das Geschlecht kein unabhängiger Risikofaktor für die operative Mortalität mehr (Tabelle 7-2).

Somit bleibt trotz zunehmder Erfahrung und verbesserter Technik auf dem Gebiet der Bypasschirurgie die Krankenhaussterblichkeit bei Frauen weiterhin doppelt so hoch wie bei Männern. Verantwortlich für die erhöhte Mortalität ist aber nicht das Geschlecht, sondern die präoperativen klinischen Befunde, wie zu Beginn schon erwähnt

Die Ursachen für die höhere Inzidenz an Notfallopertionen bei Frauen bleibt spekulativ. Khan et al. (1990) fanden heraus, dass Frauen später zur Angiographie und demzufolge später (zu spät?) zur Operation zugewiesen wurden als Männer. Bei Frauen wurde die Indikation zur Bypassoperation dann gestellt, wenn eine ausgeprägte Beschwerdesymptomatik vorlag, bei Männern hingegen bei Vorliegen eines pathologischen Belastungs-EKG (Ayanian u. Epstein 1991). Andere Gründe mögen aber auch eine Rolle spielen. So ist unklar, wie viele Frauen zu spät einen Arzt aufsuchen oder eine Bypassoperation verweigern. Auch geschlechtsspezifische Unterschiede können nicht mit Sicherheit ausgeschlossen werden.

Geschlechtsspezifische Komplikationen der Bypassoperation

Leider liegen bei Frauen kaum Daten in Bezug auf andere Komplikationen als die des Todes vor. In einer Studie von Weintraub et al. (1998), in der 13.625 Patienten mit Bypassoperation untersucht wurden (20,9% Frauen), hatte das Geschlecht und das Alter keinen Einfluss auf das Auftreten eines perioperativen Myokardinfarktes (durchschnittliche Inzidenz 2–5%). Bei Frauen trat jedoch häufiger ein Schlaganfall auf (2,7% vs. 1,7%), was möglicherweise mit dem höheren Lebensalter der Frau zusammenhängt. Aufgrund neuester Daten ist ein perioperativer Schlaganfall mit einer erhöhten Mortalität verbunden. Frauen haben häufiger eine Herzinsuffizienz direkt

Tabelle 7-2. Präoperative Abschätzung der perioperativen Mortalität und Schlaganfallrate bei der Bypassoperation. (Mod. nach Eagle et al. 1999)

Charakteristika	Mortalität (Punkte)	Schlaganfall (Punkte)
Alter 60–69	2	3.5
Alter 70–79	3	5
Alter >80	5	6
Frauen	1.5	
Ejektionsfraktion <40%	1.5	1.5
Dringende Operation	2	1.5
Notfalloperation	5	2
2. Bypassoperation	5	1.5
Periphere Verschlusskrankheit	2	2
Dialyse oder Kreatinin >2	4	2
COPD	1.5	
Zusammen: Punkte	**Mortalität [%]**	**Schlaganfall [%]**
0	0,4	0,3
1	0,5	0,4
2	0,7	0,7
3	0,9	0,9
4	1,3	1,1
5	1,7	1,5
6	2,2	1,9
7	3,3	2,8
8	3,9	3,5
9	6,1	4,5
10	7,7	>6,5
11	10,6	
12	13,7	
12	17,7	
14	>28,3	

nach der Bypassoperation. In der BARI-(Bypass-und-Angioplasty-Revascularization-)Studie (Jacobs et al. 1998) hatten 9,8% der Frauen, aber nur 1,8% der Männer eine postoperative Herzinsuffizienz. Da

Frauen insgesamt eine bessere Ventrikelfunktion haben als Männer, ist die Herzinsuffizienz auf eine höhere Inzidenz einer diastolischen Dysfunktion zurückzuführen (Judge et al. 1991).

Die Blutungskomplikationen sind bei Frauen ebenfalls höher als bei Männern. Hinsichtlich anderer Komplikationen, z. B. intraventrikuläre Leitungsstörungen, hypertone Blutdruckregulationsstörungen und die bei adipösen Patienten häufig gesehenen Sternumdehiszenzen, Pneumonien und Atemwegsobstruktionen, liegen überhaupt keine Daten vor.

Langzeitprognose

Trotz der intial erhöhten Mortalität bei Frauen ist die Langzeitprognose bei beiden Geschlechtern gleich. Loop et al. (1983) fanden heraus, dass 5 Jahre nach einer Bypassoperation 90,6% der Frauen und 93% der Männer lebten, nach 10 Jahren 78,6% der Frauen und 78, 2% der Männer. In einer Studie über 18 Jahre von Rahimtoola et al. (1993) betrug die 10-Jahresüberlebensrate bei Frauen 70% und bei Männern73%. Der geringe Unterschied in der Überlebensrate war in beiden Studien auf die erhöhte perioperative Sterblichkeit zurückzuführen. Allerdings waren weniger Frauen als Männer nach der Bypassoperation beschwerdefrei. Douglas et al. (1981) stellten fest, dass nur 45% der Frauen, aber 69% der Männer nach 21 Monaten keine Angina mehr hatten. In der Studie von Rahimtoola et al. (1993) war der Unterschied zwar geringer, aber trotzdem hatten mehr Frauen als Männer Beschwerden (79% vs. 70%). Außerdem waren bei Frauen nach 2 Jahren weniger Bypässe noch funktionstüchtig (76,4% bei Frauen, 82,1% bei Männern), was möglicherweise damit zusammenhängt, dass Frauen seltener arterielle Bypässe und insbesondere seltener einen A.-mammaria-interna-Bypass erhalten als Männer (45% der Frauen aber 64% der Männer). Kirklin und Mitarbeiter (1989) zeigte, dass die Überlebensrate eines Patienten geschlechtsunabhängig dann höher war, wenn im Rahmen der Bypassoperation der RIVA (Ramus interventrikularis anterior) mit der A. mammaria interna revaskularisiert wurde (89% vs. 71% nach 10 Jahren). 25% aller Venenbypässe sind nach 5 Jahren, 50% nach 10 Jahren verschlos-

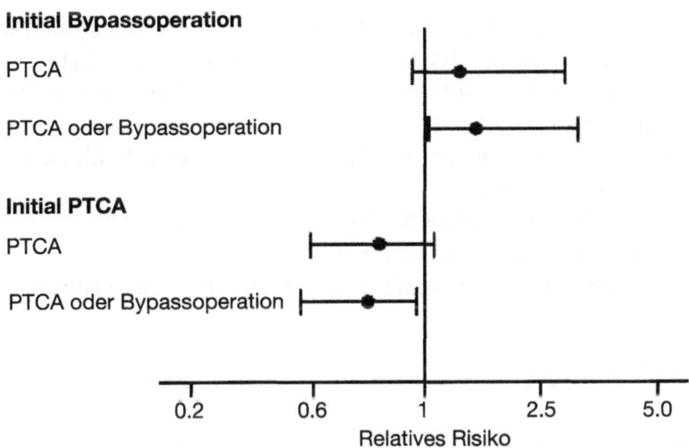

Abb. 7-1. Notwendigkeit einer erneuten Revaskularisationsmaßnahme nach Bypassoperation bei Frauen. (Mod. nach Jacobs et al. 1998)

sen. Nur 10% der A.-mammaria-interna-Bypässe sind nach 10 Jahren nicht funktionstüchtig.

Die Tatsache, dass Frauen eine höhere Verschlussrate der einzelnen Bypässe aufweisen als Männer, hat zur Folge, dass Frauen sich nach der Bypassoperation häufiger als nach einer PTCA einer weiteren Revaskularisationsmaßnahme unterziehen müssen (Abb. 7-1). Aber trotz der höheren Verschlussrate und der Beobachtung, dass Frauen häufiger als Männer weiterhin Angina haben, unterscheidet sich die Langzeitprognose der Frauen nicht von der der Männer. Zieht man in Betracht, dass Frauen meistens älter sind und mehr Begleiterkrankungen aufweisen, ist die Langzeitprognose sogar besser als die der Männer.

Frauen nehmen aber nach der Bypassoperation weniger häufig wieder eine Arbeit auf als Männer (41,4% vs. 68,5%). Eine Rückkehr in den vorher ausgeübten Beruf ist geschlechtsunabhängig dann häufiger der Fall, wenn der Patient vor der Operation gearbeitet hat; aber trotzdem kehren weniger Frauen als Männer an den Arbeitsplatz zurück (60,6% der Frauen, 81,6% der Männer). Entscheidend für diese Geschlechtsunterschiede sind v. a. das höhere Lebensalter und die geringere Beschwerdefreiheit der Frau (King et al. 1994).

Frauen weisen häufiger als Männer eine postoperative Depression auf (Almeida et al. 1983) und nehmen weniger häufig ihre ehemaligen Aktivitäten wieder auf. Für das verminderte Wohlbefinden sind mitverantwortlich:
- die höhere Anzahl an Begleiterkrankungen,
- die geringere soziale Unterstützung und
- die verminderte finanzielle Unabhängigkeit und Witwenschaft.

Indikation zur Bypassoperation

Es besteht kein Zweifel, dass mit der Bypassoperation eine deutliche Verbesserung der Angina-pectoris-Symptomatik erzielt werden kann. 75% der Patienten sind innerhalb der ersten 5 Jahre und 50% bis zu 10 Jahre nach der Operation beschwerdefrei. Welche Patienten darüber hinaus und im Vergleich zur medikamentösen Therapie eine Prognoseverbesserung erfahren, haben 3 große randomisierte Studien untersucht:
- die European-Cooperative-Studie,
- die Veterans-Administration- (VA-)Studie und
- die Coronary-Artery-Surgery-Studie (CASS).

Alle 3 Studien fanden jedoch vor der routinemäßigen Anwendung von Plättchenaggregationshemmern, vor der breiten Anwendung von PTCA und der routinemäßigen Verwendung der A. mammaria als Graft statt. Auf der Basis dieser Studien ist die Bypassoperation in den folgenden Fällen mit einer verlängerten Überlebensrate verbunden:
- Hauptstammstenose >70%,
- 3-Gefäßerkrankung mit reduzierter Ventrikelfunktion und
- 2-Gefäßerkrankung mit proximaler RIVA-Stenose und reduzierter Ventrikelfunktion.

Nur die CASS-Studie schloss Frauen in die Studie mit ein (37 im Bypassarm, 39 im medikamentösen Arm). Betrachtet man die außerordentlich geringe Anzahl der teilnehmenden Frauen, stellt sich die

Frage, ob die vorliegenden Ergebnisse so ohne weiteres auf Frauen übertragen werden können. Insbesondere ist nicht klar, ob alte, fragile Frauen mit ernsthaften Begleiterkrankungen überhaupt von einer Bypassoperation profitieren.

Ob die neueren minimal-invasiven Verfahren wie z. B. die isolierte Verwendung der A. mammaria interna von einem kleinen linksthorakalen interkostalen Schnitt und ohne Zuhilfenahme der Herz-Lungen-Maschine oder der MIDCAB („minimal invasive direct CAB", ebenfalls am schlagenden Herzen, aber mit Sternotomie) zu einer geringeren Komplikationsrate bei diesen Hochrisikofrauen führen können, ist z. Z. ebenfalls noch unklar.

Vergleich der Bypassoperation mit der Mehrgefäßdilatation

Mitte der 90er Jahre wurden mehrere randomisierte Studien durchgeführt, die die Mehrgefäß-PTCA mit der Bypassoperation bei denjenigen Patienten verglichen, die für beide Verfahren gleich gut geeignet waren. Im Gegensatz zu den 70er und 80er Jahren wurden wesentlich mehr Frauen in diese Studien einbezogen (15% gegenüber dann 27%). Die BARI-Studie war jedoch die einzige Studie, in der die Anzahl der Frauen für eine Subgruppenanalyse groß genug war (1.829 Patienten, 485 Frauen). Neben der BARI-Subgruppenanalyse lässt aber die ausgeprägte Übereinstimmung aller anderen Studienergebnisse auch Rückschlüsse auf Frauen zu. Alle Daten kommen einstimmig zu dem Schluss, dass diese Patientenpopulation generell ein geringes Risiko für den gemeinsamen Endpunkt „nichttödlicher Myokardinfarkt und koronarer Tod" hat. Abgesehen für Patienten mit einem Diabetes mellitus (bei dem die Bypassoperation nach 5 Jahren der PTCA überlegen war) ist keines der Verfahren mit einer wesentlichen Verbesserung der Prognose verbunden.

In der BARI-Studie war die Inzidenz der Krankenhaussterblichkeit (1,3% für Frauen, 1,4% für Männer) und die Rate an Q-Wave-Mokardinfarkten (4,7% und 4,6%) bei Männern und Frauen gleich. Die Überlebenskurven der Männer und Frauen nach 5 Jahren waren identisch: nach 5 Jahren lebten 87% der Frauen und 88% der Männer (s. Abb. 4-6). Bedenkt man, dass die Frauen zum Zeitpunkt des

Eingriffs älter waren als die Männer, mehr kardiovaskuläre Risikofaktoren hatten und das Ausmaß der KHK ähnlich war, hatten Frauen sogar eine bessere Prognose. Unabhängig vom Geschlecht blieben jedoch Patienten, die sich einer PTCA unterzogen, häufiger symptomatisch als Patienten nach Bypassoperation und hatten eine erhöhte Inzidenz eines zweiten Eingriffs. Dies hängt damit zusammen, dass mit der PTCA das Ziel einer kompletten Revaskularisation seltener erreicht wird. Nach 3 Jahren bestand jedoch kein Unterschied mehr zwischen den Gruppen.

Zusammenfassung und Schlussfolgerung

Die Krankenhaussterblichkeit nach Bypassoperation ist bei Frauen weiterhin doppelt so hoch wie bei Männern. Hauptverantwortlich sind das höhere Lebensalter der Frau zum Zeitpunkt der Operation und die höhere Inzidenz an Risikofaktoren, insbesondere Diabetes mellitus. Eine nicht ganz unwichtige Rolle spielt die Tatsache, dass Frauen sehr häufig notfallmäßig operiert werden, was u. U. vermieden werden könnte, wenn Frauen früher als bisher einen Arzt aufsuchen würden. Auch eine frühere Diagnose der KHK von Seiten des Arztes und somit eine frühere Zuweisung zur Angiographie und Operation würde das Ergebnis positiv beeinflussen. Nach erfolgreicher Operation und trotz höherer perioperativer Komplikationen und verminderter Anwendung arterieller Konduits haben Frauen eine exzellente Langzeitprognose. Zieht man das höhere Alter und die höhere Anzahl an Begleiterkrankungen in Betracht, ist die Langzeitprognose der Frauen der der Männer geringfügig überlegen. Daher sollte Frauen mit klarer Indikation zur Bypassoperation diese therapeutische Möglichkeit nicht vorenthalten werden.

Literatur

Almeida D, Bradford Jm, Wenger NK, King SB, Hurst JW (1983) Return to work after coronary bypass surgery. Circulation 68(supplII):205-213

Ayanian JZ, Epstein AM (1991) Differences in the use of procedures between women and men hospitalized for coronary heart disease. N Engl J Med325:221–225

Bolooki H, Vargas A, Green R, Kaiser GA, Ghahramani A (1975) Results of direct coronary artery surgery in women. J Thorac Cardiovasc Surg 69:271-277

Christakis G, Weisel R, Buth K et al. (1995) Is body size the cause for poor outcomes of coronary artery bypass operations in women? J Thorac Cardiovasc Surg 110:1344–1358

Douglas JS jr, King SB III, Jones EL et al. (1981) Reduced efficacy of coronary bypass surgery in women. Circulation 64:II-11-II-16

Eagle KA, Guyton RA, Davidoff R et al. (1999) ACC/AHA guidelines for coronary artery bypass graft surgery: executive summary and recommendation: A report of the American College of Cardiology/American Heart Association Task Force on Practice Guidelines. Circulation 100:1464–1480

Edwards FH, Carey JS, Grover FL et al. (1998) Impact of gender on coronary bypass operative mortality. Ann Thorac Surg 66:125–131

Hannan El, Bernard HR, Kilburn HC, O'Donnell JF (1992) Gender differences in mortality rates for coronary artery bypass surgery. Am Heart J123:866-872

Fisher LD, Kennedy JW, Davis KB et al. (1982) Association of sex, physical size and operative mortality after coronary artery bypass in Coronary Artery Surgery Study (CASS). J Thorac Cardiovasc Surg 84:334–341

Jacobs KA, Kelsey S, Brooks MM et al. (1998) Better outcome for women compared with men undergoing coronary revascularization: A report from the Bypass Angioplasty Revascularization Investigation (BARI). Circulation 98:1279–1285

Judge KW, Pawitan Y, Caldwell J et al. (1991) Congestive heart failure symptoms in patients with preserved left ventricular systolic function: analysis of the CASS Registry. J Am Coll Cardiol 18:377

Khan SS, Nessim S, Gray R, Czer LS, Chaux A, Matloff J (1990) Increased mortality of women in coronary artery bypass graft surgery: evidence for referral bias. Ann Intern Med 112:561–567

King KB, Clark PC, Hicks GL (1992) Patterns of referral and recovery in women and men undergoing coronary artery bypass grafting. Am J Cardiol 69:179

King KB, Porter LA, Rowe MA (1994) Functional, social, and emotional outcomes in women and men in the first year following coronary artery bypass surgery. J Womens Health 3:347

Kirklin JW, Naftel DC, Blackstone EH, Pohost GM (1989) Summary of a consensus concerning death and ischemic events after coronary artery bypass grafting. Circulation 79 (Suppl I):81

Kostis JB, Wilson A, O'Dowd K et al. (1994) Sex differences in the management and long-term outcome of acute myocardial infarction. Circulation 90:1715–1730

Loop FD, Golding LR, MacMillan JP et al. (1983) Coronary artery surgery in women compared with men: analyses of risks and long-term results. J Am Coll Cardiol 1:383–390

O'Connor GT, Morton JR, Diehl MJ et al. for the Northern New England Cardiovascular Disease Study Group (1993) Differences between men and women in hospital mortality associated with coronary artery bypass graft surgery. Circulation 88:2104

Rahimtoola SH, Bennett AJ, Grunkemeier GL et al. (1993) Survival at 15 to 18 years after coronary bypass surgery for angina in women. Circulation 88 (part 2):71–78

Weintraub WS (1997) Coronary surgery in women: Outcome, patient selection, access to care. In: Julian DG, Wenger NK (eds) Women and heart disease, vol 11, Dunitz, London, pp 173–181

Weintraub WS, Wenger NK, Jones EL et al. (1998) Changing clinical characteristics of coronary surgery patients: Differences between men and women. Circulation 98:1279–1285

Wenger NK (1990) Gender, coronary artery disease, and coronary bypass surgery. Ann Intern Med 112:557–558

8 Primär- und Sekundärprävention der KHK

Bedenkt man, dass die kardiovaskulären Erkrankungen weltweit die führende Todesursache des 21. Jahrhunderts sind, wird die Bedeutung sowohl der Primär- als auch der Sekundärprävention der KHK aus gesundheitspolitischer und sozioökonomischer Sicht klar. Die Verhinderung nur eines geringen Prozentsatzes an KHK würde nicht

Tabelle 8-1. Kardiovaskuläre Risikofaktoren und ihre Bedeutung in der Primär- und Sekundärprävention der KHK. (Mod. nach Gaziano et al. 2001)

Risikofaktor	Intervention	Primärprävention	Sekundärprävention
Rauchen	Einstellung des Rauchens	Klasse 1	Klasse 1
↑ Cholesterin	↓ Cholesterin	Klasse 1	Klasse 1
↑ Blutdruck	↓ Blutdrucks	Klasse 1	Klasse 1
	Azetylsalizylsäure	Klasse 2	Klasse 1
	ACE-Hemmer		Klasse 1
	Betablocker		Klasse 1
Diabetes	DiabetesKontrolle	Klasse 2	Klasse 2
Niedriges HDL	↑ HDL	Klasse 2	Klasse 1–2
↑ Triglyzeride	↓ Triglyzeride	Klasse 2	Klasse 2
Körperliche Inaktivität	↑ Aktivität	Klasse 2	Klasse 2
Übergewicht	Gewichtskontrolle	Klasse 2	Klasse 2
	Moderater Alkoholkonsum	Klasse 2–3	Klasse 2–3
„Schlechte Ernährung“	Diät	Klasse 3	Klasse 3

Klasse I Risikofaktorintervention, die eindeutig das koronare Risiko senkt, *Klasse II* Risikofaktorintervention, die wahrscheinlich das koronare Risiko senkt, *Klasse III* Risikofaktorintervention, die potenziell das koronare Risiko senkt

nur Tausenden das Leben retten, sondern auch enorme Kosten im Gesundheitswesen einsparen.

Die American-College-of-Cardiology's-Bethesda-Konferenzen haben die Risikofaktoren in 4 Kategorien unterteilt, je nach der Wahrscheinlichkeit ihrer Assoziation mit der KHK und nach der Wahrscheinlichkeit, mit der präventive Maßnahmen das Risiko der KHK senken (Tabelle 8-1). Geschlechtsunterschiede wurden hier mitberücksichtigt.

In Anlehnung an dieses Schema, aber mit Einbeziehung der Validität der Präventionsstudien und der mit der Präventivmaßnahme verbundenen Kosten, entwickelten Gaziano et al. (2001) eine außerordentlich nützliche Klassifikation der veränderbaren Risikofaktoren und ihr Ausmaß auf die Risikoreduktion. Prinzipiell ist diese Klassifikation geschlechtsneutral. Es besteht aber eine unterschiedliche geschlechtsspezifische Wichtung der einzelnen Risikofaktoren, auf die im Text eingegangen wird.

Zusammenfassung

Präventivmaßnahmen der Klasse I (Risikofaktorintervention, die eindeutig das koronare Risiko senkt) sind:
- **Einstellung des Rauchens,**
- **Modifikation der Dyslipidämie,**
- **Behandlung der arteriellen Hypertonie,**
- **Azetylsalizylsäure, Beta-Blocker und ACE-Hemmer.**

Präventivmaßnahmen der Klasse II (Risikofaktorintervention, die wahrscheinlich das koronare Risiko senkt) sind:
- **Kontrolle des Diabetes mellitus,**
- **Erhöhung von HDL und Senkung von Triglyzeriden,**
- **körperliche Aktivität,**
- **Gewichtskontrolle,**
- **moderater Alkoholkonsum.**

Präventivmaßnahmen der Klasse III (Risikofaktorintervention, die potenziell das koronare Risiko senkt) sind:
- **Einnahme von Antioxidantien**
- **Modifikation psychosozialer Faktoren**

Präventivmaßnahmen der Klasse I

Behandlung einer Dyslipidämie

Eine Ernährung mit einem hohen Anteil an gesättigten Fettsäuren, Cholesterin und Kalorien ist mit einem erhöhten Risiko der KHK verbunden. Jede Abnahme des Cholesterinspiegels um 1 mg/dl ist hingegen mit einer 2- bis 3%igen Risikoabnahme assoziiert.

Zur frühzeitigen Identifikation von Risikogruppen und zur frühzeitigen Beratung und Therapie einer Dyslipidämie empfiehlt die „American Heart Association“ (AHA) gemeinsam mit dem „National Cholesterol Education Program“ (NCEP) die landesweite Bestimmung des Gesamtcholesterins und des HDL in Screeningprogrammen, unabhängig vom Geschlecht. Die von beiden Organisationen empfohlenen Diätmaßnahmen und medikamentöse Therapie zur Senkung des Cholesterinspiegels sind ebenfalls geschlechtsneutral.

Bei Cholesterinwerten >240 mg/dl und einem LDL >160 mg/dl bei Patienten ohne oder mit nur einem Risikofaktor und bei Cholesterinwerten >200 mg/dl und einem LDL >130 mg/dl bei Patienten mit mehr als 2 Risikofaktoren ist eine Primärprävention indiziert. Bei Patienten mit vorhandener KHK sollte in erster Linie ein LDL <100 mg/dl, in zweiter Linie ein HDL >35 mg/dl sowie Triglyzeride <200 mg/dl angestrebt werden (Tabelle 8-2). Zur Erreichung dieser Therapieziele steht einerseits die Diät, anderseits die medikamentöse Therapie zur Verfügung.

Tabelle 8-2. Primär- und Sekundarprävention bei der Dyslipidämie

Primärprävention	Sekundarprävention
LDL >160, 0–1 Risikofaktoren	
LDL >130, >2 Risikofaktoren	
↓	LDL >100
Diät	↓ ↓
LDL >160, >2 Risikofaktoren	
LDL >190	Diät + Statine
LDL >220, <35 Jahre	
↓	
Diät + Statine	

Die Richtlinien sowohl der AHA als auch des NCEP enthalten eine Diät in allen Fällen. Eine Therapie mit lipidmodifizierenden Medikamenten ist bei unzureichender Cholesterinsenkung bzw. unzureichender HDL-Erhöhung bei der Primärprävention indiziert. Zur Sekundärprävention wird bei allen Patienten neben der Diät die Therapie mit Statinen empfohlen.

Diät

Da die wichtigste Maßnahme zur Optimierung des Plasmalipid- und Lipoproteinspiegels die reduzierte Einnahme von gesättigten Fettsäuren und Cholesterin ist, empfiehlt das NCEP neben der Reduzierung des Körpergewichts auf eine normale Höhe folgende Ernährung („Step 1 Diet"):

1. <30% der Kalorienaufnahme durch Fett,
2. <10% der Kalorienaufnahme durch gesättigte Fettsäuren,
3. >10% der Kalorienaufnahme durch mehrfach ungesättigte Fettsäuren,
4. 10–15% der Kalorienaufnahme durch einfach ungesättigte Fettsäuren,
5. <300 mg Cholesterin/Tag (1 Ei=280 mg Cholesterin)

Diese Diät ist mit der von der AHA empfohlenen Diät fast identisch.

Falls nach 3 Monaten konsequenter Befolgung dieser Ernährung die gewünschten Cholesterin-, LDL- und HDL-Spiegel nicht erzielt werden, wird eine noch größere Reduktion der Cholesterinzufuhr (<200 mg/Tag) und der Zufuhr an gesättigten Fettsäuren (<7%) angeraten („Step 2 Diet"). Zur erfolgreichen Durchführung einer solchen Ernährung, ist eine Diätberatung unbedingt anzuraten.

Produkte, die den größten Anteil an gesättigten Fettsäuren aufweisen, sind rotes Fleisch (Rind-, Lamm-, Schweine- und Kalbfleisch), Huhn, dessen Haut nicht entfernt wurde, Vollmilch und andere fettreiche Milchprodukte (Butter, Käse, Speiseeis, Pudding, Joghurt) und „tropical" Fett (Kokosnuss- und Palmöl). Kommerziell erhältliche Kuchen- und Backwaren sind ebenfalls reichhaltig an gesättigten Fettsäuren. Milchersatzprodukte, die zwar kein Cholesterin enthalten und daher die Aufschrift „cholesterinfrei" tragen, sind reich an gesättigten Fettsäuren (v. a. Kokosnuss- oder Palmöl). Alle gesättigten Fettsäuren erhöhen das LDL und wirken somit atherogen. Individuell verschieden ist die den Cholesterinspiegel erhöhende Wirkung.

Die mehrfach ungesättigten Fettsäuren sind in 2 Klassen unterteilt:
1. die Omega-6-Fettsäuren und
2. die Omega-3-Fettsäuren.

Die am häufigsten verwendete Omega-6-Fettsäure ist „linoleic acid“ [kommt in Safflower (Carthamus tinctorius), Sonnenblumenöl und Sojabohnen vor]. Kaltwasserfische sind reich an Omega-3-Fettsäuren (Fischöl). Beide Fettsäuren reduzieren Triglyzeride, wenn sie in hohen Konzentrationen eingenommen werden. Darüber hinaus inhibiert Fischöl die Thrombozytenaggregation und die Proliferation der glatten Muskulatur der Gefäßwand, was eine Reduktion der Restenoserate nach PTCA nach sich zieht. Im Gegensatz zu den Berichten in der Laienpresse sind sie allerdings nicht in der Lage, den LDL Spiegel zu senken und daher nicht zur Therapie der Hypercholesterinämie geeignet (egal ob als Fisch mit hohem Fettgehalt, wie z. B. Lachs, oder als Fisch mit geringem Fettgehalt, wie z. B. Seezunge oder Heilbutt, verzehrt). Trotzdem reduzieren sie das Risiko der KHK sowohl bei der Primär- als auch bei der Sekundärprävention.

Die einfach gesättigten Fettsäuren finden sich in der Nahrung überwiegend als „oleic acid“ in Oliven-und Canolaöl, in Hasel- und Erdnüssen, Mandeln und Avocados. Die Trans-Form von „oleic acid“ wird als Fett in der Margarine verwendet. Transungesättigte Fettsäuren sind besser als gesättigte Fettsäuren, aber kein Ersatz für andere ungesättigte Fettsäuren. Kapseln mit hochkonzentrierten Mengen an Omega-3-Fettsäuren wurden bereits zur Therapie schwerer Hypertriglyzeridämien eingesetzt.

Die Senkung des Cholesterinspiegels mit der Stufe-1- oder Stufe-2-Diät variiert bei den einzelnen Individuen und liegt zwischen 0 und 25%. Bislang liegen nur wenige Studien vor, die auf Geschlechtsunterschiede bei den verschiedenen Ernährungsformen eingehen.

Im folgenden werden 3 Studien vorgestellt, die eine ausreichend hohe Anzahl an Frauen in die Studie einbezogen.

- Die Finnish-Mental-Hospital-Studie (Miettinen et al. 1972) und die Minnesota-Coronary-Survey-Studie (Frantz et al. 1989) verglichen eine Diät mit geringem Anteil an gesättigten Fettsäuren mit „normaler“ Ernährung bei 6.434 bzw. 4.664 gesunden Frauen. In der Finnish-Mental-Hospital-Studie traten 34% weniger Todesfälle durch KHK in der Verumgruppe auf; das Ergebnis war aber statistisch nicht signifikant. Die Minnesota-Coronary-Survey-Studie fand keinen Unterschied in kardiovaskulärer und Gesamtsterblichkeit, Myokardinfarktrate und Anzahl der Ischämien. Beide Studien hatten allerdings schwerwiegende Designmängel (Einschluss von Frauen mit KHK, mit normalen Cholesterinspiegeln und Frauen, deren Diät sich von der der NCEP-Empfehlung unterschied).

Hu et al. (1997) fanden in einer bei 80.802 Frauen im Alter zwischen 34 und 59 Jahren prospektiv durchgeführten Studie, dass der Ersatz der gesättigten Fettsäuren durch einfach und mehrfach ungesättigten Fettsäuren das Risiko der KHK stärker herabsetzte als eine Reduktion der Gesamtfetteinnahme. Diese Beobachtung steht in Einklang mit der in mehreren Studien mit Männern und Frauen gefundenen Erkenntnis, dass ein vollständiger Ersatz der gesättigten Fettsäuren durch ungesättigte Fettsäuren zu einer Reduktion des HDL und Anstieg des Lipoproteins a führt, insgesamt ein unerwünschter Effekt. Eine Eliminierung aller gesättigten Fettsäuren ist daher nicht erstrebenswert.

Diätmaßnahmen scheinen bei der Frau insgesamt weniger effektiv zu sein als beim Mann (Bush et al. 1988). Eine klare Aussage kann aber bis zum Vorliegen verlässlicherer Daten nicht getroffen werden.

Da auch in der heutigen Gesellschaft die überwiegende Zahl der Frauen weiterhin für den Einkauf und die Zubereitung der Speisen für die Familie verantwortlich ist, ist die Aufklärung der Frau über gesunde Essgewohnheiten von entscheidender Bedeutung.

Medikamentöse Beeinflussung der Dyslipidämie

Die Management-Richtlinien der Dyslipidämie stützen sich überwiegend auf Studien, die mit Männern durchgeführt wurden. In den wenigen Studien, in denen Frauen einbezogen wurden, war ihr prozentualer Anteil gering. Hinzu kommt, dass die obere Grenze des Lebensalters häufig bei 65 Jahren lag und somit ältere Frauen, die das größte Risiko der KHK aufweisen, nicht an diesen Studien teilnahmen.

Primäre Präventionsstudien

Bislang wurden nur 2 primäre Präventionsstudien mit medikamentöser Therapie bei Frauen in randomisierter Form durchgeführt:

1. die Colestipol-Studie (Dorr et al. 1978) und
2. die Air-Force/Texas-Coronary-Atherosclerosis-Prevention-(AFCAPS/TexCAPS-)Studie (Downs et al. 1998).

In der Colestipol-Studie wurden 1.184 Frauen mit Colestipol, in der AFCAPS/TexCAPS-Studie 997 Frauen (15% der einbezogenen Patienten) mit Lovastatin behandelt. In beiden Studien fand sich kein signifikanter Unterschied, weder im Auftreten einer KHK noch in der Gesamtsterblichkeit zwischen der Verum- und Kontrollgruppe. Beide Studien waren jedoch aus statistischer Sicht nicht geeignet, geringe Unterschiede zwischen den Gruppen festzustellen. Im Gegensatz zu diesen Befunden bei Frauen wurde in der West-of-Scotland-Coronary-Prevention-(WOSCOPS-)Studie bei Männern mit Hypercholesterinämie (LDL=197 mg/dl) und weiteren koronaren Risikofaktoren durch eine signifkante Senkung des LDL auf 142 mg/dl eine 31%ige Abnahme der Ischämien und nichttödlichen Myokardinfarkte nach 5-jähriger Pravastatin-Einnahme gefunden. Somit ist – bis zum Vorliegen weiterer randomisierter Studiendaten – eine positive Wirkung der medikamentösen Beeinflussung der Dyslipidämie in der Primärprävention bei Frauen noch nicht gesichert. Die übereinstimmenden Befunde epidemiologischer Studien legen jedoch die Vermutung nahe, dass eine Reduktion des erhöhten LDL auch bei scheinbar gesunden Frauen mit einem verminderten Risiko der KHK verbunden ist.

Sekundäre Präventionsstudien mit Statinen

HMG-CoA-Reduktasehemmer (auch Statine genannt) sind die stärksten LDL-senkenden Medikamente. Sie hemmen die hepatische Cholesterinbiosynthese und indirekt die Produktion von LDL-Rezeptoren. Alle sekundären Präventionsstudien mit HMG-CoA-Reduktasehmmern haben überzeugend demonstriert, dass die Reduktion des Gesamtcholesterins und des LDL sowohl bei Männern als auch bei Frauen zu einer signifkanten Senkung der Morbidität und Mortalität führt.

In der 4 S-(Scandinavian-Simvastatin-Survival-)Studie wurden 4.444 Patienten mit KHK und Cholesterinwerten zwischen 212 und 312 mg/dl mit 20–40 mg Simvastatin oder Plazebo über einen Zeitraum von fast 6 Jahren behandelt. Das Gesamtcholesterin wurde um 25% gesenkt, das LDL um 35% (von 188 mg/dl auf 122 mg/dl). Das HDL stieg um 8% an. Die Verumgruppe zeigte nach 6 Jahren eine 32%ige Reduktion der Gesamtmortalität und eine 42%ige Senkung der Koronarmortalität. Die koronaren Ereignisse wurden bei 35% der Frauen (19% der Studienteilnehmer waren Frauen) und bei 34% der Männer gesenkt. Die Größenordnung der in der 4 S-Studie gesehenen Prognoseverbesserung war mit der einer Bypassoperation bei 3-Gefäßerkrankung oder einer β-Blockertherapie nach Myokardinfarkt vergleichbar.

In der CARE-(Cholesterol-and-Recurrent-Events-)Studie (Sacks et al. 1996) erhielten 576 Frauen und 3.583 Männer mit durchschnittlichen LDL-Plasmakonzentrationen von 139 mg/dl und nur wenig erhöhten Cholesterinspiegeln (Cholesterin<240 mg/dl) und dokumentierter KHK 40 mg Pravastatin über einen Zeitraum von 5 Jahren. Sowohl Männer als auch Frauen profitierten von der Pravastatingabe (Abb. 8-1). Lediglich bei Patienten mit einem initialen LDL-Spiegel unter 125 mg/dl war kein signifikanter Nutzen nachweisbar. Eine Subgruppenanalyse für Frauen zeigte, dass die Frauen im Gegensatz zu den Männern eine größere und frühere Reduktion in allen Endpunkten der Studie hatten und das trotz der Tatsache, dass der Cholesterin- und LDL-Plasmaspiegel bei beiden Geschlechtern gleich stark gesenkt wurde (Cholesterin 17%, LDL 28%; Tabelle 8-3). Kardial bedingte Todesfälle und nichttödliche Infarkte wurden um 43% bei den Frauen, aber nur um 21% bei den Männer reduziert. Das Auftreten eines Zweitinfarktes war um 57% bei den Frauen und um 15% bei Männern gesenkt. Die Zahl der Bypassoperationen verringerte sich um 39% bei Frauen vs. 24% bei Männern. Selbst die Schlaganfallrate war bei der Frau stärker gesenkt als beim Mann (59% vs. 22%).

Da alle Endpunkte der Studie bei Frauen unabhängig von der Cholesterin-und LDL-Reduktion in stärkerem Ausmaß gesenkt wurden als bei Männern, muss angenommen werden, dass Statine bei Frauen neben der Lipidsenkung einen weiteren – bislang ungeklärten – kardioprotektiven Effekt haben. Diskutiert wird eine anti-

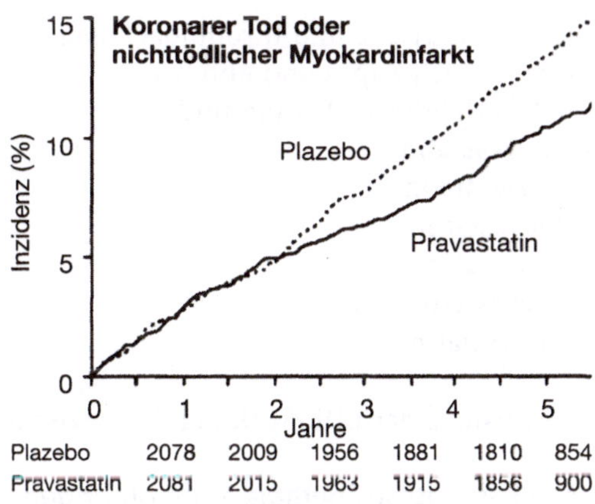

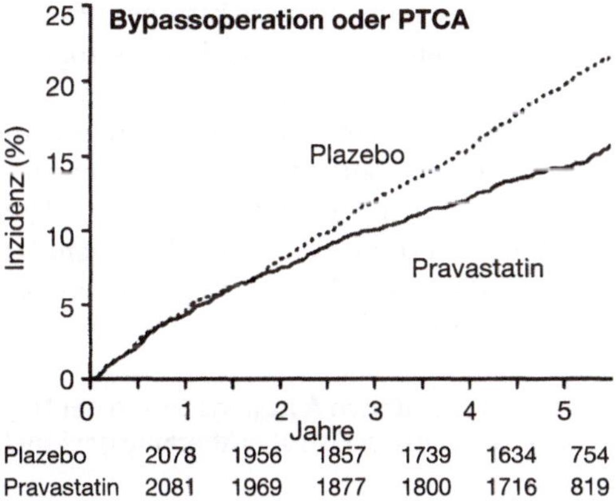

Abb. 8-1a, b. Reduktion kardiovaskulärer Ereignisse mit Paravastatin bei der Sekundärprävention der KHK. **a** Koronarer Tod oder nichttödlicher Myokardinfarkt, **b** Bypassoperation oder PTCA. (Sacks et al. 1996)

Tabelle 8-3. Geschlechtsunterschiedliche Wirkung von Pravastatin bei der Sekundärprävention der KHK. Daten der „Cholesterol-and-Recurrent-Events-Studie". (Sacks et al. 1996)

	Frauen [%]	Männer [%]
Cholesterin	17 ↓	17 ↓
LDL	28 ↓	28 ↓
Koronarer Tod, Myokardinfarkt	43 ↓	21 ↓
Reinfarkt	57 ↓	15 ↓
Bypassoperation	39 ↓	24 ↓
Schlaganfall	59 ↓	22 ↓

inflammatorische und thrombozytenaggregationshemmende Wirkung (s. auch Kap. 2 und Abb. 2-4).

Die erhältlichen Statine sind:
- Atorvastatin,
- Cerivastatin,
- Fluvastatin,
- Lovastatin,
- Pravastatin und
- Simvastatin.

Das Ausmaß der LDL-Senkung liegt zwischen 25 und 60%.

Medikamentöse Therapie eines niedrigen HDL mit Östrogenen
Die PEPI-(Postmenopausal-Estrogen/Progestin-Intervention-)Studie (s. Kap. 9) zeigte eindeutig, dass Östrogene, selbst in Kombination mit einem Progesteron, einen lipidmodifizierenden Effekt haben. Die stärkste cholesterin- und LDL-senkende und HDL-erhöhende Wirkung ist aber bei alleiniger Östrogengabe vorhanden. Bei postmenopausalen Frauen kann dieser Effekt zur Therapie der Dyslipidämie, v. a. bei isoliertem niedrigem HDL, genutzt werden. Es muss allerdings bedacht werden, dass Östrogene den Triglyzeridspiegel um 20–25% erhöhen.

Frauen mit erhöhten Ausgangswerten der Triglyzeride sind daher nicht für diese Form der Östrogentherapie geeignet.

Eine Kombination von Statinen mit Östrogen scheint eine additive Wirkung zu haben und ist u. U. der Monotherapie überlegen (Davidson et al. 1997; Darling et al. 1997).

Therapie der Dyslipidämie mit anderen Medikamenten als Statine
Drei Studien untersuchten die Wirkung von Clofibrate auf die koronare Sterblichkeit:
1. die Stockholm-Ischemic-Heart-Disease-Studie (103 Frauen, 555 Männer; Carlson u. Rosenhamer 1988),
2. die Scottish-Society-of-Physicians-Studie (124 Frauen, 717 Männer; Research Committee of the Scottish Society of Physicians 1971) und

3. die Newcastle-upon-Tyne-Studie (97 Frauen, 497 Männer; Groups of Physicians of the Newcastle upon Tyne Region 1971).

Die Stockholm-Ischemic-Heart-Disease-Studie fand zwar eine Reduktion der kardiovaskulären Sterblichkeit in der Verumgruppe, aber die Intervention war nicht blind und es erfolgte keine Subgruppenanalyse für Frauen. Die beiden anderen Studien konnten keinen signifikanten Unterschied zwischen den Gruppen feststellen, was aber an der geringen Todesrate in beiden Studien liegen mag. Die gepoolten Daten weisen auf eine Reduktion der kardiovaskulären Sterblichkeit hin.

Frauenspezifische Daten mit Niacin, Fenofibrat und Gemfibrozil („fibri acid derivatives") sind nicht vorhanden. Alle 3 Medikamente reduzieren den Triglyzeridspiegel um 20–40% und erhöhen HDL um 10–25%. Die LDL-Senkung liegt zwischen 0 und 20%.

Lipoprotein-a-Spiegelerhöhungen werden am besten mit Niazin und Östrogen gesenkt.

Zusammenfassung

Für die Sekundärprävention lässt sich der Schluss ziehen, dass Statine eine ausgeprägte kardioprotektive Wirkung bei Frauen aufweisen. Fibrate sind weniger wirksam. Studien mit Niazin, Fenofibrat und Gemfibrozil laufen z. Z. noch und überprüfen v. a. die Wirksamkeit bei Patienten mit KHK, geringem HDL (<32 mg/dl) und normalen LDL (111 mg/dl).

Kontroversen bestehen zum jetzigen Zeitpunkt in folgenden Punkten:

1. **Sollen Patientinnen mit LDL-Spiegeln zwischen 100 und 125 mg/dl und KHK behandelt werden?**
2. **Wie ist das optimale Ausmaß der LDL-Senkung?**
3. **Statine vs. Fibrate oder Niazin bei Patientinnen mit überwiegend niedrigem HDL und hohen Triglyzeriden.**

Behandlung einer arterielle Hypertonie

Zahlreiche prospektive randomisierte Studien bei Männern und Frauen demonstrierten einhellig eine Reduktion der kardiovaskulären Mortalität durch Behandlung der schweren und malignen arteriellen

Hypertonie (Blutdruckwerte >180 mm Hg systolisch, >110 mm Hg diastolisch). Eine 1990 veröffentlichte Metaanalyse mehrerer randomisierter Studien, die sowohl Frauen als auch Männer einschlossen, fand auch bei Senkung der milden und mittelschweren Hypertonie (diastolische Blutdruckwerte zwischen 90 und 114 mm Hg) noch eine signifikante Senkung der kardiovaskulären Morbidität und Mortalität:

- eine 14%ige Reduktion der Myokardinfarkte,
- eine 21%ige Reduktion der kardiovaskulär bedingten Tode und
- eine 42%ige Reduktion der Schlaganfälle (Collins et al. 1990).

Eine Subgruppenanalyse für Frauen, die die Daten der meisten großen randomisierten Hypertoniestudien in ihre Analyse mit einbezog, fand, dass die absolute Risikoreduktion bei Frauen in der gleichen Größenordnung lag wie die der Männer. Es fand sich allerdings keine signifikante Senkung der Gesamt- und kardiovaskulären Sterblichkeit. Das mag damit zusammenhängen, dass eine ungenügend hohe Anzahl an älteren Frauen, bei denen erst mit kardiovaskulären Ereignissen zu rechnen ist, in diese Studien einbezogen wurde. Das mittlere Lebensalter der Frauen in diesen Studien betrug 51 Jahre. Hinzu kommt, dass möglicherweise bei den relativ jungen Frauen der Blutdruck zu stark gesenkt wurde, was mit einem negativen Einfluss auf die Mortalität verbunden ist. Weitere Studien sind zur Klärung dieses Sachverhalts erforderlich.

Da die Inzidenz der KHK v. a. bei Frauen in höherem Lebensalter zunimmt, sind aus statistischer Sicht diejenigen Studien, die ältere Frauen mit einschließen, besser geeignet, einen Therapieeffekt zu belegen. Die STOP-(Swedisch-Trial-in-Old-Patients-with-Hypertension-)Studie (Dahlof et al. 1993) schloss Patienten zwischen 70 und 84 Jahren in ihre Studie mit ein, 63% davon waren Frauen. Die Therapie erfolgte mit Metoprolol, Atenolol, Pindolol oder Hydrochlorothiaziden vs. Plazebo. Nach 25 Monaten wurde die Studie wegen einer dramatischen Reduktion in allen Endpunkten vorzeitig beendet. Insbesondere war das Risiko des Myokardinfarktes, des Schlaganfalls und des plötzlichen Herztodes in der Verumgruppe signifikant geringer. Eine geschlechtsspezifische Analyse fand eine größere Risikoreduktion bei den Frauen als bei den Männern. Diese Befunde waren aber statistisch nicht signifikant.

Nicht nur die Erhöhung des diastolischen Blutdrucks, sondern auch eine isolierte Erhöhung des systolischen Blutdrucks ist ein unabhängiger Risikofaktor der KHK. Ursächlich wird eine Abnahme der Gefäßelastizität angenommen. Sie ist die dominierende Form der arteriellen Hypertonie beim älteren Menschen und liegt – nach den Daten der Framingham-Studie – bei 65% aller Frauen über 65 Jahren vor (vs. 57% aller Männer über 65 Jahren). In der SHEP-(Systolic-Hypertension-in-the-Elderly-Program-)Studie (SHEP Cooperative Research Group 1991), in der 57% der Studienteilnehmer Frauen waren, wurde durch Normalisierung des isoliert erhöhten systolischen Blutdrucks das Risiko der KHK um 25%, das des Schlaganfalls um 36% und das Risiko des Infarktes um 33% gesenkt. Darüber hinaus lag eine 49%ige Senkung der Herzinsuffizienz vor. Medikamentös wurde Chlortalidon und bei unzureichender Blutdruckkontrolle zusätzlich ein β-Blocker verabreicht.

Das höchste kardiovaskuläre Risiko fand sich in allen Studien bei Patienten mit linksventrikulärer Hypertrophie (LVH). Eine wesentlicher geschlechtsspezifischer Unterschied im Risiko wurde nicht festgestellt. So lag z. B. in der Skaraborg-Hypertension-Project-Studie das relative Risiko eines Myokardinfarktes für Frauen mit LVH bei 2,87, für Männer bei 2,48 (Lindblad et al. 1994).

In Tabelle 8-4 sind die wichtigsten Hypertoniestudien und die Wirkung der antihypertensiven Therapie auf die kardiovaskuläre Mortalität aufgeführt.

Da die meisten Studien mit β-Blocker und Thiaziden durchgeführt wurden, werden diese Substanzen als Therapie der ersten Wahl empfohlen. Eine Metaanalyse mehrerer Beobachtungsstudien mit Thiaziden zeigt außerdem, dass die Einnahme vonThiaziden neben der blutdrucksenkenden Wirkung mit einer 20%igen Reduktion an Hüftgelenkfrakturen (eine gefürchtete Erkrankung älterer Frauen) verbunden ist (Cauley et al. 1993; Jones et al. 1995). Geschlechtsspezifische Studien oder Subgruppenanlysen mit Kalziumkanalblocker oder ACE-Hemmer liegen z. Z. noch nicht vor. ACE-Hemmer sollten bei prämenopausalen Frauen mit Vorsicht angewendet werden, da ACE-Hemmer potenziell einen teratogenen Effekt auf den Fetus ausüben.

Tabelle 8-4. Klinische Hypertoniestudien bei Frauen. (Mod. nach Bittner u. Oparil 1993, 1997; Literatur siehe dort)

Studie	Frauen	Alter	Blutdruck (zu Beginn der Studie)	Therapie	Kardiovaskuläre Mortalität
HDFP (1979–1988)	5.039	30–69	DB >90	CLTD	Keine Änderung
Australian Trial (1980)	1.257	30–69	DB 95–109	CTZ	-16,9%
EWPHE (1985)	588	Mittleres Alter 72	DB 90–119	HCTZ+ TMTR	-18%
Coope et al. (1986)	273	60–79	SB >170, DB >105	BDFZ +/ oder Aten	Keine Änderung
MRC (1985)	8.306	35–64	DB 90–109	BDFZ oder Prop	Höhere Mortalität (Verumgruppe)
MRC (ältere Frauen, '92)	2.560	65–74	SB 160–209 DB <115	Aten oder HCTZ/Amil	-19%
SHEP (1991)	2.690	>60	SB 160–219, DB <90	CLTD +/- Aten	-5% KHK, -33% Infarkt
STOP (1992)	1.025	70–84	SB >180 + DB >90 oder DB >105	Multiple	-40%

Amil Amilorid, *Aten* Atenolol, *BDFZ* Bendrofluazide, *CLTD* Chlorthalidon, *CTZ* Chlorothiazide, *DB* diastolischer Blutdruck, *EWPHE* „European Working Party on High Blood Pressure in the Elderly", *HCTZ* Hydrochlorothiazid, *HDFP* „Hypertension Detection and follow-up Program", *MRC* „Medical Research Council", *Prop* Propanolol, *SB* systolischer Blutdruck, *SHEP* „Systolic Hypertension in the Elderly Program", *STOP* „Swedish Trial in Older Patients with Hypertension", *TMTR* Triamteren

Neben der medikamentösen Therapie sind nichtpharmakologische Maßnahmen entweder initial als alleinige Therapieform oder bei mittelschwerer und schwerer Hypertonie als begleitende Therapiemaßnahme indiziert. Dazu gehören:

- Einschränkung der Salzzufuhr,
- Gewichtsabnahme,
- Restriktion der Alkoholeinnahme,
- Entspannungsübungen und
- körperliche Aktivität (Arroll u. Beaglehole 1992; Reaven et al. 1991).

Veränderungen des Lebensstils (z. B. Gewichtsbabnahme und körperliche Aktivität) haben einen positiven Effekt auf mehrere koronare Risikofaktoren (z. B. Glukoseintoleranz, Übergewicht und Dyslipidämie), die häufig mit der arteriellen Hypertonie einhergehen.

Eine belgische Studie fand, dass ca. 30% der erhöhten Blutdruckwerte bei Frauen durch Übergewicht erklärt werden können. Die Framingham-Offspring-Studie bestätigte die Bedeutung des Übergewichts für die arterielle Hypertonie: normotensive übergewichtige Frauen hatten ein 7fach erhöhtes Risiko, eine Hypertonie zu entwikkeln. Im Gegensatz zu Männern haben aber Frauen mehr Schwierigkeiten, Gewicht abzunehmen, was die Therapie der Hypertonie nur durch Modifikation des Lebensstils bei Frauen problematisch macht.

Verlässliche Daten in Bezug auf den blutdrucksenkenden Effekt der körperlichen Aktivität bei Frauen sind leider nicht vorhanden. Da körperliche Aktivität jedoch eine positive Wirkung auf das Übergewicht, den Diabetes mellitus und das Lipidprofil hat, ist es gerechtfertigt, sie auch zur Begleittherapie der Hypertonie anzuraten. Geschlechtsspezifische Daten für die blutdrucksenkende Wirkung der Salzrestriktion liegen nicht vor. Klinische Studienergebnisse bei beiden Geschlechtern belegen jedoch eindeutig die Wirksamkeit dieser Maßnahme.

Moderater Alkoholkonsum (10–15 g/Tag oder 1–7 Gläser Wein/ Woche) ist mit niedrigem Blutdruck assoziiert. Eine Alkoholeinnahme von mehr als 30 mg/Tag erhöht den Blutdruck. Daher rät die „Joint National Committee on Prevention, Detection, Evaluation and Treatment of High Blood Pressure", dass Frauen nicht mehr als 0,5 oz (entspricht 15 ml) Ethanol zu sich nehmen sollen (Moore et al. 1990; Ueshima et al. 1992; Witteman et al. 1990).

In Bezug auf Relaxationstechniken liegen widersprüchliche Daten vor. Einige fanden eine blutdrucksenkende Wirkung, andere nicht.

Geschlechtsspezifische Analysen sind nicht vorhanden. Interessanterweise war in der Framingham-Studie das Vorhandensein von Ängstlichkeit, das häufiger bei Frauen als bei Männern vorkommt, nur bei Männern mit dem Risiko einer Hypertonieentwicklung verbunden.

Zusammenfassung

Die Prävalenz der Hypertonie bei beiden Geschlechtern nimmt zwar mit zunehmendem Lebensalter zu, diese Zunahme ist bei Frauen aber ausgeprägter als bei Männern. Demtentsprechend kommt in den höheren Altersgruppen eine arterielle Hypertonie häufiger bei der Frau als beim Mann vor. Eine Normalisierung des Blutdrucks ist bei beiden Geschlechtern mit einem verminderten Risiko assoziiert. Eine Blutdrucksenkung bei Frauen im Alter von 30–69 Jahren ist aber u. U. nicht mit einer verminderten kardiovaskulären Mortalität verbunden. Selbst eine Kontrolle des isolierten systolischen Blutdrucks induziert bei älteren Frauen schon ein vermindertes Auftreten tödlicher und nichttödlicher Ereignisse. Eine rigorose Blutdruckeinstellung ist insbesondere beim Vorliegen einer linksventrikulären Hypertrophie von enormer Bedeutung. Eine medikamentöse Therapie ist bei Versagen nichtpharmakologischer Maßnahmen ohne Zweifel indiziert.

Azetylsalizylsäure

Azetylsalizylsäure hemmt irreversibel das Enzym Zyklooxygenase in den Thrombozyten, was zu einer verminderten Produktion von Thromboxan A_2 (potenter Promoter der Thrombozytenaggregation) führt. Der Nutzen von Azetylsalizylsäure besteht daher in ihrer Fähigkeit, das Risiko einer akuten Thrombose nach Plaquesruptur herabzusetzen. Neueste Daten lassen auch den Schluss zu, dass die entzündungshemmenden Eigenschaften von Azetylsalizylsäure eine Rolle bei der Risikoreduktion spielen. Es ist nicht geklärt, ob Geschlechtsunterchiede in der antithrombotischen Wirkung bestehen. In-vitro-Untersuchungen zufolge sind die pharmakokinetischen Eigenschaften bei beiden Geschlechtern gleich. Eine tägliche Dosis von 80 mg (und wahrscheinlich sogar geringere Mengen) ist zur

Thrombozytenaggregation ausreichend. Hohe Dosen (>325 mg/Tag) führen zu einer Prostazyklinhemmung, insofern ein unerwünschter Effekt, da Prostazyklin eine Vasodilatation und ebenfalls eine Thrombozytenaggregation begünstigt.

Primärprävention mit Azetylsalizylsäure

Bislang wurden nur 4 randomisierte Studien zur Primärprävention mit Azetylsalizylsäure vollendet. Alle 4 Studien schlossen ausschließlich Männer mit ein. Beobachtungsstudien bei Frauen kommen zu widersprüchlichen Ergebnissen. Die Nurses'-Health-Studie ging der Frage der Primärprävention bei 87.000 Frauen über eine Zeitraum von 6 Jahren nach und fand, dass Frauen, die 1–6 Tabletten Azetylsalizylsäure pro Woche zu sich nahmen, ein signifikant geringeres Risiko eines Myokardinfarktes (RR=0,75) hatten als Frauen, die keine Azetylsalizylsäure einnahmen (Manson et al. 1994). Dieser Nutzen traf aber nicht für Frauen unter 50 Jahren zu. Zwei weitere Beobachtungsstudien fanden keine Risikoreduktion durch Azetylsalizylsäure. Daher wird in den USA von der „Preventive Services Task Force und in Europa von der European Society of Cardiology" eine Primärprävention mit niedrig dosierter Azetylsalizylsäure (81 mg bzw. 75 mg) nur für Männer empfohlen. Die z. Z. laufende Women's-Health-Studie, bei der 40.000 gesunde Frauen über 45 Jahren entweder 100 mg Azetylsalizylsäure jeden 2. Tag mit Vitamin E oder Plazebo einnehmen, wird Einsichten in diese Widersprüche bei Frauen bringen. Leider liegen aber die Studienergebnisse nicht vor dem Jahr 2005 vor.

Sekundärprävention mit Azetylsalizylsäure

Im Gegensatz zu den widersprüchlichen Daten zur Primärprävention liegen eindeutige Befunde zur Sekundärprävention vor. Eine Subgruppenanalyse der Frauen (23%) in der ISIS-2-(Second-International-Study-of-Infarct-Survival-)Studie fand heraus, dass die tägliche Einnahme von 162,5 mg Azetylsalizylsäure die kardiovaskuläre Mortalität um 23% senkte. Die Reduktion der Reinfarktrate betrug 49%. Bei einer 1994 durchgeführten Metaanalyse von 118 Studien lag bei Hochrisikopatientinnen, die Azetylsalizylsäure erhielten, eine 35%ige Reduktion des Reinfarktes und eine 18%ige Senkung der kardiovaskulären Mortalität im Vergleich zur Kontrollgruppe vor (Antiplatelet Trialists' Collaboration 1994). Dosen >325 mg waren nicht effektiver als geringe oder mittlere Dosen (75–325 mg).

Zusammenfassung

Es kann der Schluss gezogen werden, dass Frauen mit der Anamnese eines Myokardinfarktes oder einer instabilen Angina (als auch einer TIA und eines Schlaganfalls) Azetylsalizylsäure in einer Dosis zwischen 75 und 325 mg täglich erhalten sollten. Azetylsalizylsäure ist nicht zur Primärprävention indiziert, da einerseits randomisierte Studien zur Primärprävention bei Frauen fehlen und andererseits Azetylsalizylsäure nicht ganz ungefährlich ist (es ist bekannt, dass hämorrhagische Schlaganfälle vermehrt bei Frauen auftreten; dies könnte durch Azetylsalizylsäureeinnahme noch verstärkt werden).

Präventivmaßnahmen der Klasse II

Körperliche Aktivität

Ein sedentärer Lebensstil ist bei Männern und Frauen mit erhöhter Gesamtsterblichkeit verbunden. Prospektive Beobachtungsstudien fanden bei Frauen bei geringer körperlicher Fitness eine um das 4,7fache erhöhte Gesamtmortalität (O'Toole 1993; Blair et al. 1996). Körperliche Aktivität vermindert bei Frauen unabhängig von anderen Risikofaktoren das Risiko der KHK und des Schlaganfalls. Zusätzlich besteht eine positive Wirkung auf Risikofaktoren:

- Reduktion des Blutdrucks, des Körpergewichtes und der Triglyzeride und
- Erhöhung des HDL und der Insulinsensitivität.

Inaktivität erhöht die Gefahr des Kolon- und Mammakarzinoms, des nichtinsulinpflichtigen Diabetes mellitus, des Übergewichts, der Osteoporose und der Depression.

Wie in vielen anderen Bereichen liegen kaum geschlechtsspezifische Daten zur Frage des Zusammenhangs zwischen KHK und körperlicher Aktivität vor. Hinzu kommt, dass die Ergebnisse der vorliegenden Studien widersprüchlich sind. Das ist darauf zurückzuführen, dass einerseits die Anzahl der in die Studie einbezogenen Frauen gering war und andererseits unterschiedliche Formen der körperlichen Aktivität beurteilt wurden.

Seit 1950 wurden zwar 43 epidemiologische Studien zu dieser Fragestellung durchgeführt, aber nur 7 der 43 Studien schlossen Frauen mit ein und nur 6 der 7 Studien gaben separate Daten für Frauen an. Diese 6 Studien fanden eine Risikoreduktion von 60–75%, waren aber wegen der geringen Anzahl berücksichtigter Frauen nicht sehr zuverlässig. Außerdem waren in den meisten Studien die Frauen nicht älter als 65 Jahre, was eine geringere Häufigkeit kardiovaskulärer Endpunkte nach sich zieht. Eine Metaanalyse aller großen Studien (die überwiegend auf Daten von Männern basiert) fand eine Risikoreduktion um 50%, was wahrscheinlich eher der Realität entspricht.

Primäre Präventionsstudien

Erwähnenswert sind 3 primäre Präventionsstudien:

1. Blair et al. (1993) führten bei 3.000Frauen und 10.000 Männern ein Belastungs-EKG zum Untersuchungszeitpunkt und nach 8 Jahren durch und befragten die Teilnehmer nach ihren in der Freizeit durchgeführten sportlichen Aktivitäten. Geringe körperliche Leistungsfähigkeit war bei Frauen und Männern mit einer erhöhten Gesamtsterblichkeit verbunden (RR=1,5 für Männer, RR=2,1 für Frauen). Die kardiovaskuläre Mortalität war allerdings nur bei Männern erhöht, nicht aber bei Frauen.
2. LaCroix et al. (1996) fanden, dass schnelles Gehen >4 h/Woche sowohl bei Männern als auch bei Frauen die Notwendigkeit einer Krankenhausaufnahme wegen kardialer Beschwerden und die Mortalität senkt. Diese Befunde waren aber nur für Frauen statistisch signifikant. In dieser Studie waren 1.030 Frauen und 615 Männer über 65 Jahren eingeschlossen. Da sowohl die Anzahl der teilnehmenden Frauen als auch das Lebensalter der Frauen in dieser Studie adäquat hoch war und eine Form der köperlichen Aktivität gewählt wurde, die bei Frauen weit verbreitet ist, können diese Ergebnisse als zuverlässig angesehen werden.
3. Kürzlich veröffentlichte Daten von der Nurses-Health-Studie (Manson et al. 1999) bestätigen diese Befunde: das Risiko der KHK

und des Schlaganfalls war dann reduziert, wenn sich Patienten mehrere Stunden pro Woche in Form „schnellen Gehens" körperlich betätigten. Das Ausmaß der Risikoreduktion war für das schnelle Gehen genauso hoch wie für eine körperliche Aktivität von hoher Intensität. Außerdem wurde gezeigt, dass der Nutzen für Frauen, die ihren Lebenstil von einem sedentären zu einem körperlich aktiven änderten, gleich hoch war wie für die Frauen, die ihr ganzes Leben über aktiv waren.

Sekundäre Präventionsstudien

Metaanalysen randomisierter Studien demonstrierten, dass Frauen, die sich mindestens 3 Jahre lang nach einem Myokardinfarkt regelmäßig körperlich betätigten, eine 25%ige Reduktion der kardiovaskulären Sterblichkeit aufwiesen. Größenmäßig sind diese Zahlen mit denen der β-Blockertherapie nach Infarkt vergleichbar (May et al. 1982; O'Connor et al. 1989).

Weitere Hinweise auf eine lebensverlängernde Wirkung der körperlichen Aktivität konnten in angiographischen Regressionsstudien gefunden werden. (Haskell et al. 1994; Ornish et al. 1990; Schuler et al. 1992).

In allen Regressionsstudien wurden mehrere Risikofaktoren gleichzeitig behandelt bzw. drastische Veränderungen des Lebensstils vorgenommen und deren Einfluss auf die Progression der Koronarstenose untersucht. Drei dieser Studien enthielten ein körperliches Trainingsprogramm von mittlerer Intensität. In allen Studien war bei Männern und Frauen eine geringere Progression der KHK in der Interventionsgruppe feststellbar. Das Ausmaß der langsameren Progression war bei Frauen deutlich größer, erreichte aber wegen der geringen Anzahl an Frauen statistisch gesehen kein Signifikanzniveau. Obwohl es nicht einfach ist, bei multifaktorieller Intervention den Anteil der einzelnen Faktoren an der Risikoreduktion zu bestimmen, konnte mit Hilfe multivariater Regressionsanalysen die körperliche Belastung als unabhängige Variable ermittelt werden.

Auf der Basis dieser Studien wird regelmäßige körperliche Aktivität als bedeutende Komponente der Sekundärprävention der KHK bei der Frau angesehen (Smith et al. 1992, Fuster u. Pearson 1996).

Der kardiovaskuläre Nutzen der körperlichen Aktivität wird vom basalen Aktivitätsniveau bestimmt. Gesundheitlich profitieren diejenigen am meisten, die von einem sedentären Lebensstil zu einem Lebensstil mit regelmäßiger mittelgradiger körperlicher Aktivität wechseln. Regelmäßige körperliche Aktivität höherer Intensität scheint darüber hinaus bei der Sekundärprävention mit einer weiteren Reduktion des koronaren Risikos verbunden zu sein. Von diesen beiden Tatsachen abgesehen, ist aber z. Z. noch ungeklärt, welche Art der Aktivität in welcher Intensität und Dauer den maximalen kardiovaskulären Nutzen erbringt.

Zusammenfassung

Körperliche Aktivität reduziert sowohl das Risiko der Entstehung einer KHK als auch ihr Fortschreiten um 25–50%. Das gilt sogar für Frauen, die erst in höherem Alter ihren Lebensstil von körperlicher Inaktivität zu einem körperlich aktiven Lebensstil ändern. Dabei ist es nicht notwendig, Sport von hoher Intensität zu betreiben. Schnelles Gehen von mindestens 4 h pro Woche ist ausreichend.

In der nachfolgenden Übersicht finden sich die Empfehlungen der „American Heart Association".

Empfehlungen zur körperlichen Aktivität von der „American Heart Association"

Übersicht

- **Primärprävention:**
- **3- bis 4-mal wöchentlich 30- bis 60minütige aerobe körperliche Aktivität von hoher Intensität**
- **Sekundärprävention:**
- **3- bis 4-mal wöchentlich 30- bis 60minütige aerobe körperliche Aktivität von geringer oder mittlerer Intensität**

Gewichtskontrolle

Die optimale Art der Gewichtsabnahme, ob z. B. durch bestimmte Ernährung, durch körperliche Aktivität oder beides, ist nicht klar. Gesichert ist, dass häufige signifkante Schwankungen des Gewichts mit einem erhöhten kardiovaskulären Risiko assoziiert sind. Die Normalisierung des Körpergewichtes sollte daher allmählich erreicht und danach erhalten werden.

Gewichtsabnahme ist mit einer Verbesserung des Risikoprofils verbunden, insbesondere mit einer

- Abnahme der Insulinresistenz,
- Abnahme der Hyperglykämie,
- Abnahme der Hypertonie und Hypertriglyzeridämie und
- Erhöhung des HDL.

Eine wirksame medikamentöse Therapie des Übergewichtes ist nicht bekannt. Indirekte Serotoninantagonisten (Dexfenfluramin plus Phentermin oder Fenfluramin) sind mit einer erhöhten Inzidenz an pulmonaler Hypertonie und Herzklappeninsuffizienzen verbunden. Orlistat, ein Hemmer gastrointestinaler Lipasen, hat zwar eine moderate Wirkung, ist aber mit einem erhöhten Kolonkarzinomrisiko assoziiert. Daten zu Sibutramin (ein Hemmer der Serotonin- und Noradrenalinwiederaufnahme) und Leptinanaloga liegen noch nicht vor.

Alkohol

Starker Alkoholkonsum erhöht nicht nur die Gesamtsterblichkeit, sondern auch die kardiovaskuläre Letalität bei Männern und Frauen. Moderater Alkoholkonsum (definiert als 20–50 g Alkohol/Tag beim Mann, 10–15 g Alkohol/Tag bei der Frau, entspricht durchschnittlich 1–2 Gläser Wein) hingegen hat einen kardioprotektiven Effekt im Vergleich zu einer Alkoholabstinenz (Gaziano et al. 1993; Stampfer et al. 1988). Es besteht eine U-förmige Beziehung zwischen Alkoholeinnahme und kardiovaskulärer Mortalität. Da Frauen generell einen geringeren Bodymass-Index haben und Unterschiede im

Lebermetabolismus bestehen, ist die Menge, die bei Frauen zu einer Risikoreduktion führt, geringer als bei Männern. Die zugrunde liegenden kardioprotektiven Mechanismen bestehen in einer Erhöhung des HDL, einer verminderten Thrombozytenaggregation und einer erhöhten fibrinolytischen Aktivität. Prinzipiell spielt die Art des Alkohols (ob Wein, Bier oder andere Getränke) keine Rolle für den positiven Zusammenhang zwischen moderatem Alkoholkonsum und kardiovaskulärer Mortalität. Es wird aber diskutiert, dass die im Rotwein vorkommenden Phenole, Flavanoide und Tannine durch verminderte Oxidation des LDL eine zusätzlichen günstigen Einfluss auf die Inzidenz der KHK haben.

Die größte Studie, die bei Frauen den Zusammenhang zwischen Alkoholkonsum und kardiovaskulärem Risiko untersuchte, war die Nurses-Health-Studie. Sie fand heraus, dass bei einem täglichen Alkoholkonsum von 5–14 g das Risiko der KHK um 40% gesenkt wurde. Die kardioprotektive Wirkung mäßigen Alkoholkonsums galt aber nur für Frauen über 50 Jahre und/oder mit mehreren kardiovaskulären Risikofaktoren. Bei Frauen, die mehr als 30 g Alkohol/Tag zu sich nahmen, war die Gesamtsterblichkeit um 19% erhöht. Die Ursache hierfür liegt hauptsächlich in einem Anstieg der Letalität durch Leberzirrhose und Mammakarzinom, beides Krankheitsbilder, die eng im Zusammenhang mit Alkoholkonsum stehen. Ob Alkohol zur Risikoreduktion empfohlen werden soll, ist eine schwierige Frage, da prinzipiell die Gefahr des Missbrauchs und der Entwicklung einer Abhängigkeit besteht. Wie bereits mehrfach erwähnt, beruht unser Wissen allein auf Beobachtungsstudien, die den Nutzen einer Maßnahme in der Regel überschätzen. Randomisierte Studien mit Alkohol werden aber aus ethischen Gründen auch in der Zukunft nicht stattfinden.

Präventivmaßnahmen der Klasse III

Die zum jetzigen Zeitpunkt vorliegenden Daten für Vitamin C und E beruhen ebenfalls überwiegend auf Beobachtungsstudien, die – wie bereits mehrfach erwähnt – die Gefahr in sich bergen, den Nutzen der Präventivmaßnahme zu überschätzen. Hinzu kommt, dass die meisten Studien eine relativ kurze Studiendauer hatten, insbesondere die primären Präventionsstudien, wodurch ihre Validität weiter herabgeetzt wird. Randomisierte Studien mit ausreichend großer Anzahl an Patientinnen und ausreichend langer Studiendauer sind unbedingt erforderlich. Erfreulicherweise werden z. Z. mehrere v. a. sekundäre Präventionsstudien zu diesem Thema durchgeführt. Erste Studienergebnisse werden aber nicht vor dem Jahr 2005 erhältlich sein.

Experimentelle Studien weisen darauf hin, dass oxidativer Stress eine wichtige Rolle bei der Pathogenese der Arteriosklerose spielt und dass antioxidativ wirkende Substanzen den Prozess der Arterioskleroseentstehung verlangsamen können. In-vitro- und In-vivo-Studien fanden eine verminderte Oxidation des LDL durch die Gabe der natürlich vorkommenden Antioxidanzien Vitamin C, Vitamin E (Alphatokopherol) und in geringerem Ausmaß auch durch Betakarotin. Neben ihren antioxidativen Eigenschaften inhibieren Vitamin C und E die Thrombozytenaggregation und begünstigen die koronare Vasodilatation.

Die am gründlichsten untersuchte Substanz in Bezug auf das Risiko der KHK ist das Vitamin E. Randomisierte primäre Präventionsstudien bei Frauen liegen nicht vor. Bei Männern wurden 2 randomisierte Studien durchgeführt, nur eine davon mit nicht unterernährten Männern. Beide fanden keine Risikoreduktion mit Vitamin E.

Die größten epidemiologischen Primärpräventionstudien bei Frauen sind die Nurses'-Health-Studie (87.000 Frauen, Alter 34–59 Jahre; Stampfer et al. 1993) und die Iowa-Women's-Health-Studie (34.486 Frauen, Alter 55–69 Jahre; Kushi et al. 1996). Nur Frauen in der Nurses'-Health-Studie, die mehr als 100 IU Vitamin E/Tag in Form eines Supplements (im Gegensatz zu dem in der Nahrung vorkommenden Vitamin E) zu sich nahmen, hatten ein um 34% gesenktes Risiko eines koronaren Todes oder eines nichttödlichen Myokardinfarktes. Im Gegensatz dazu fand die Iowa-Women's-Health-Studie nur dann eine umgekehrt proportionale Beziehung zwischen dem Risiko einer KHK und Vitamin E, wenn Vitamin E mit der Nahrung (nicht als Supplement) eingenommen wurde. Nach statistischer Korrektur für andere potenzielle Variablen war das Risiko in der höchsten Quintile der Vitamin-E-Einnahme um 64% reduziert. Diese sich widersprechenden Befunde mögen damit zusammenhängen, dass unterschiedliche Populationen untersucht (die Frauen in der Iowa-Women's-Health-Studie waren älter und starben häufiger an der KHK, was aus statistischer Sicht besser geeignet war, die Frage des kardioprotektiven Effekts von Vitamin E zu beantworten) und verschiedene Endpunkte gewählt wurden (die Nurses´-Health-Studie hatte als Endpunkt den koronaren Tod und den nichttödlichen Infarkt, die Iowa-Women's-Health-Studie nur die kardiovaskuläre Mor-

Tabelle 8-5. Laufende randomisierte Studien mit Vitamin E allein oder in Kombination mit anderen Antioxidanzien zur Sekundärprävention der KHK bei Frauen

Studie	Antioxidans	Studienpopulation	Endpunkt(e)
WACS	Vitamin E (600 IU jeden 2. Tag)	8.000 Frauen mit KHK oder - ≥ 3 Risikofaktoren	Koronarer Tod, Myokardinfarkt, Bypassoperation oder PTCA, Schlaganfall
HOPE	Vitamin E (400 IU/Tag)	9.000 Frauen und Männer mit MI, PV, DM oder Schlaganfall	Koronarer Tod, Myokardinfarkt, Schlaganfall
GISSI	Vitamin E (300 mg/Tag)	12.000 Frauen und Männer mit MI <3 Monate	Gesamtsterblichkeit
HPS	Vitamin E (600 IU/Tag) + Betakarotin (20 mg/Tag) + Vitamin C (50 mg/Tag)	20.000 Frauen und Männer mit Angina, DM, PV oder Schlaganfall	Gesamtsterblichkeit

DM Diabetes mellitus, *GISSI* Groupo-Italiano-per-lo-Studio-della-Sopravvivenza-nell'Inarcto-Miocardio-Acuto-Studie, *HOPE* Heart-Outcomes-Prevention-Evaluation-Studie, *HPS* Heart-Protection-Studie, *MI* Myokardinfarkt, *PV* periphere Verschlusskrankheit, *WACS* Women's-Antioxidant-Cardiovascular-Studie

talität). Die z. Z. laufende Women's-Health-Studie, die 40.000 Frauen über 45 Jahre zu 600 IU Vitamin E jeden 2. Tag (als Supplement) oder Plazebo randomisiert, wird die Frage der Primärprävention mit Vitamin E verlässlich beantworten. Die ersten Studienergebnisse werden im Jahre 2005 erwartet.

In Bezug auf die Sekundärprävention liegen bislang nur 2 randomisierte Studien vor. In beide wurden sowohl Männer als auch Frauen einbezogen und die Anzahl der teilnehmenden Frauen war gering (50 bzw. 312 Frauen). Eine der beiden Studien fand keinen siginifikanten Unterschied zwischen der Verum- und Kontrollgruppe, in der anderen wurde schwerwiegende Diskrepanzen in den Studienergebnissen gefunden. Daher ist eine validierte Schlussfolgerung zum jetzigen Zeitpunkt nicht möglich. In den letzten Jahren wurden 4 große randomisierte Studien, die jede für sich zwischen 8.000 und 20.000 Frauen einschließt, in die Wege geleitet (Tabelle 8-5; Manson et al. 1995). In absehbarer Zeit werden diese Daten zur Verfügung stehen und mehr Licht in die vorhandenen Unklarheiten bringen.

Zusammenfassung

Es lässt sich kein eindeutiger Schluss ziehen. Trotz experimenteller Forschungsergebnisse, die einhellig fanden, dass Vitamin C das Risiko der Arteriosklerose herabsetzt, sind die Daten mehrerer Beobachtungsstudien widersprüchlich. Hinzu kommt, dass die vorliegenden Studien aufgrund ihres Studiendesigns, der enormen Variabilität der angewendeten Dosis und Applikationsform und der Tatsache, dass es nur Beobachtungsstudien von kurzer Dauer waren, nicht sehr verlässlich sind. Adäquate randomisierte Studienergebnisse sowohl zur Primär- als auch zur Sekundärprävention liegen noch nicht vor. Die WACS-(Women's-Antioxidant-Cardiovascular-)Studie und die Heart-Protection-Studie, die beide Vitamin C in Kombination mit Vitamin E untersuchen, laufen z. Z. noch.
Somit ist bislang nicht bewiesen, dass Vitamin C oder Vitamin E das Risiko der KHK herabsetzen. Therapieempfehlungen können daher bis zum Vorliegen neuerer Daten nicht ausgesprochen werden.

Betakarotin

Vier primäre Präventionsstudien wurden mit Betakarotin durchgeführt, 3 davon nur bei Männern. In keiner konnte das kardiovaskuläre Risiko gesenkt werden (Hennekens et al. 1996). Die CARET-(Beta-Carotene-and-Retinol-Efficacy-Trial-)Studie, die auch Frauen einbezog, wurde wegen einer erhöhten Inzidenz des Lungenkarzinoms in der Verumgruppe frühzeitig nach 4 Jahren beendet. Das koronare Risiko war ebenfalls erhöht (RR für koronarer Tod = 1,26).

Eine Subgruppenanalyse der Physicians-Health-Studie bei 333 Männern mit dokumentierter KHK fand ein um 29% gesenktes Risiko nach 12-jähriger Betakarotineinnahme (50 mg jeden 2. Tag). Sekundäre Präventionsstudien bei Frauen liegen noch nicht vor. Die WACS-Studie (600 IU Betakarotin jeden 2. Tag) und die Heart-Protection-Studie (HPS) laufen gerade. Studienergebnisse werden im Jahre 2005 erscheinen.

Zusammenfassung: Präventivmaßnahmen auf einen Blick

- Dyslipidämie
  Eine Diät ist sowohl für die Primär-als auch Sekundärprävention indiziert. Die zusätzliche Einnahme von Statinen zur Primärprävention wird bei einem LDL >160 mg/dl und mindestens 2 weiteren Risikofaktoren, bei einem LDL >190 mg/dl oder bei einem LDL >220 mg/dl bei Frauen unter 35 Jahren empfohlen. Eine Sekundärprävention mit Statinen ist bei allen Patientinnen mit einem LDL >100 mg/dl indiziert (möglicherweise sogar bei allen Patientinnen unabhängig vom LDL-Spiegel).
- Hypertonie
  Eine Einstellung der schweren und malignen Hypertonie ist für alle Altergruppen indiziert. Alle Formen der Hypertonie (mild, mittelschwer, schwer, maligne, diastolisch, auch systolisch) sollten bei Patientinnen über 65 Jahren behandelt werden. Ein Nutzen der antihypertensiven Therapie bei weißen Frauen zwischen 30 und 54 Jahren mit milder oder mittelschwerer Hypertonie ist noch nicht eindeutig bewiesen.
- Azetylsalizylsäure
  Diese ist nicht zur Primärprävention indiziert. Sie hat einen eindeutigen Nutzen bei der Sekundärprävention.

- **Körperliche Aktivität**
  Diese ist sinnvoll sowohl für eine positive Beeinflussung der Risikofaktoren als auch zur Primär- und Sekundärprävention. „Schnelles Gehen" von mindestens 4 h/Woche (kann in 10-minütigen Abschnitten erfolgen) ist erforderlich. Größten Nutzen haben die Frauen, die von einem sedentären zu einem körperlich aktiven Lebensstil wechseln.
- **Gewichtskontrolle**
  Eine allmähliche Gewichtsabnahme ist optimal. Große Gewichtsschwankungen sind mit erhöhtem Risiko verbunden. Die z. Z. zur Verfügung stehende medikamentöse Therapie des Übergewichts ist mit zu vielen Nebenwirkungen verbunden.
- **Alkohol**
  Moderater Alkoholkonsum vermindert das koronare Risiko. Wird jedoch eine Gewichtsreduktion angestrebt, ist Alkoholkarenz zu empfehlen.
- **Vitamine**
  Eine generelle Empfehlung für eine Vitaminsupplementierung kann z. Z. nicht gegeben werden. Eine Ernährung, die reich an Obst und Gemüse ist, senkt jedoch das kardiovaskuläre Risiko.
- **Betakarotin**
  Die Einnahme von Betakarotin führt zu keiner Senkung des kardiovaskulären Risikos.

Literatur

Amery A, Birkenhaeger W, Brixxo P et al. (1985) Mortality and morbidity results from the European Working Party on High Blood Pressure in the Elderly Trial. Lancet I:1349–1354

Antiplatelet Trialists' Collaboration (1994) Collaborative overview of randomized trials of antiplatelet treatment. Part 1: Prevention of death, myocardial infarction, and stroke by prolonged antiplatelet treatment. Br Med J 30:81–106

Arroll B, Beaglehole R (1992) Does physical activity lower blood pressure? A critical review of the clinical trials. J Clin Epidemiol 45:439–447

Bittner V, Oparil S (1993) Hypertension in Women. In: Douglas PS (ed) Cardiovascular health and disease in women. Saunders, Philadelphia, vol 63, p 103

Bittner V, Oparil S (1997) Hypertension. In: Julian DG, Wenger NK (eds) Women and heart disease. Dunitz, London, vol 19, p 311

Blair SN, Kohl HW, Paffenbarger RS et al. (1989) Physical fitness and all-cause mortality: a prospective study of healthy men and women. JAMA 262:2395

Blair SN, Kohl HW, Barlow CE (1993) Physical activity, physical fitness, and all-cause mortality in women: do women need to be active? J Am Coll Netr 12:368–371

Blair SN, Kampert JB, Kohl HW et al. (1996) Influences of cardiorespiratory fitness and other precursors on cardiovascular disease and all-cause mortality in men and women. JAMA 276:205–210

Bush TL, Fried LP, Barrett-Connor E et al. (1988) Cholesterol lipoproteins, and coronary artery disease in women. Clin Chem 1988;34:B60

Byers T. Hardened fats, hardened arteries. N Engl J Med 337:1544–545

Carlson LA, Rosenhamer G (1988) Reduction of mortality in the Stockholm Ischaemic Heart Disease Secondary Prevention Study combined treatment with clofibrate and nicotinic acid. Acta Med Scand 223:405–418

Cauley JA, Cummings SR, Seeley DG (1993) Effect of thiazide therapy on bone mass, fracture and falls. Ann Intern Med 188:666–673

Collins R, Peto R, MacMahon S et al. (1990) Blood pressure, stroke, and coronary heart disease. 2. Short-term reductions in blood pressure: overview of randomized drug trials in the epidemiologic context. Lancet 335:827–838

Dahlof B, Lindholm LH, Hansson L et al. (1991) Morbidity and mortality in the Swedish Trial in Older Patients with Hypertension (STOP-Hypertension). Lancet 338:1281–1285

Dahlof B, Hansson L, Lindholm LH et al. (1993) Swedish Trial in Older Patients with Hypertension (STOP-Hypertension) analyses performed up to 1992. Clin Exper Hypertens 15:925–939

Darling GM, Johns JA, McCloud PI, Davis SR (1997) Estrogen and progestin compared with simvastatin for hypercholesterolemia in postmenopausal women. N Engl J Med 337:595

Davidson MH, Testolin LM, Maki KC et al. (1997) A comparison of estrogen replacement, pravastatin and combined treatment for the management of hypercholesterolemia in postmenopausal women, Arch Intern Med 157:1186

Dorr AE, Gunderson K, Schneider JC et al. (1978) Colestipol hydrochloride in hypercholesterolemic patients: effect on serum cholesterol and mortality. J Chron Dis 31:5–14

Downs JR, Clearfield M, Weis S et al. (1998) Primary prevention of acute coronary events with lovastatin in men and women with average cholesterol levels. JAMA 279:1615–1622

Frantz ID, Dawson EA, Ashman PL et al. (1989) Test of effect of lipid lowering by diet on cardiovascular risk: the Minnesota Coronary Survey. Arteriosclerosis 9(1):129–135

Fuster V, Pearson TA (1996) 27th Bethesda Conference: matching the intensity of risk factor management with the hazard for coronary disease events. J Am Coll Cardiol 27:957–1047

Gaziano JM, Manson JE, Ridker PM (2001) Primary and Secondary Prevention of Coronary Heart Disease. In Braunwald E, Zipes DP, Libby P (eds) Heart disease. Saunders, Philadelphia, vol. 32, pp 1040-1065

Gaziano JM, Buring JE, Breslow JL et al. (1993) Moderate alcohol intake, increased levels of high-density lipoprotein and its subfractions, and decreased risk of myocardial infarction. N Engl J Med 329:1829–1834

Groups of Physicians of the Newcastle upon Tyne Region (1971) Trial of clofibrate in the treatment of ischemic heart disease. BMJ 4:767–775

Gueyffier F, Boutitie F, Boissel JP et al. (1997) Effects of antihypertensive drug treatment on cardiovascular outcomes in women and men: a meta-analysis of individual patient data from randomized, controlled trials. Ann Intern Med 126:761–776

Hammond EC, Garfinkel L (1975) Aspirin and coronary artery disease: findings of a prospective study. Br Med J 2:269–271

Haskell WL, Alderman EL, Fair JM et al. (1994) Effects of intensive multiple risk factor reduction on coronary artherosclerosis and clinical cardiac events in men and women with coronary artery disease. Circulation 89:975–990

Hennekens CH, Buring JE, Manson JE et al. (1996) Lack of effect of long-term supplementation with beta-carotene on the incidence of malignant neoplasms and cardiovascular disease. N Engl J Med 334:1145–1149

Hu FB, Stampfer MJ, Manson JE et al. (1997) Dietary fat intake and the risk of coronary heart disease in women. N Engl J Med 337:1491

ISIS-2 (Second International Study of Infarct Survival) Collaborative Group (1988) Randomized trial of intravenous streptokinase, oral aspirin, both, or neither among 17,187 cases of suspected acute myocardial infarction: ISIS-2. Lancet II:349–360

Joint National Committee on Prevention, Detection, Evaluation and Treatment of High Blood Pressure (1997) The Sixth Report of the Joint National Committee on Prevention, Detection, Evaluation and Treatment of High Blood Pressure. Arch Intern Med 157:2413–2446

Jones G, Nguyen T, Sambrook PN, Eismann JA (1995) Thiazide diuretics and fractures: can meta-analysis help? J Bone Mineral Res 10:106–111

Klatsky A, Friedman G, Armstrong M (1986) The relationship between alcoholic beverage use and other traits to blood pressure: a new Kaiser Permanente study. Circulation 73:628–636

Kushi LF, Folsom AR, Prineas RJ et al. (1996) Dietary antioxidant vitamins and death from coronary artery disease in postmenopausal women. N Engl J Med 18:1156–1162

LaCroix AZ, Wienpahl J, White LR et al. (1990) Thiazide diuretic agents and the incidence of hip fracture. N Engl J Med 322:286–290

LaCroix AZ, Leveille SG, Hecht JA et al. (1996) Does walking decrease the risk of cardiovascular disease hospitalizations and death in older adults? J Am Geriatr Soc 44:113–120

Lewis SJ, Mitchell JS, East C et al. (1996) Women in CARE have earlier and greater response to pravastatin on coronary events after myocardial infarction in patients with average cholesterol levels. Circulation 94(8, Suppl. I:69

Lichtenstein AH (1997) Trans-fatty acids, plasma lipid levels, and risk of developing cardiovascular disease: a statement for health care professionals from the American Heart Association. Circulation 95:2588–2590

Lindblad U, Rastam L, Ryden L et al. (1994) Control of blood pressure and risk of first myocardial infarction: the Skaraborg hypertension project. BMJ 308:681–686

Manson JE, Gaziano JM, Spelsberg A et al. (1995) A secondary prevention trial of antioxidant vitamins and cardiovascular disease in women: rationale, design, and methods. Am J Epidemiol 5:255–260

Manson JE, Stampfer MJ, Willet WC et al. (1995) Physical activity and incidence of coronary heart disease and stroke in women. Circulation 91:927

Manson JE, Rich-Edwards JW, Colditz JA et al. (1996) The role of walking in the prevention of cardiovascular disease in women. Circulation 94(Suppl):S339

Manson JE, Hu FB, Rich-Edwards JW et al. (1999) A prospective study of walking as compared with vigorous exercise in the prevention of coronary heart disease in women. N Engl J Med 341:650

Manson JE, Stampfer MJ, Colditz GA et al. (1994) A prospective study of aspirin use and primary prevention of cardiovascular disease in women. JAMA 266:521–527

May GS, Eberlein KA, Furberg CD et al. (1982) Secondary prevention after myocardial infarction: a review of the long-term trials. Prog Cardiovasc Dis 24:331–362

Miettinen M, Turpeinen O, Karvonen MJ et al. (1972) Effect of cholesterol-lowering diet on mortality from coronary heart disease and other causes: a twelve year clinical trial in men and women. Lancet II:835–838

Moore RD, Levine DM, Southard J et al. (1990) Alcohol consumption and blood pressure in the 1982 Maryland Hypertension Survey. Am J Hypertens 3:1–7

O'Connor GT, Buring GE, Yusaf S et al. (1989) An overview of randomized trials of rehabilitation with exercise after myocardial infarction. Circulation 80:234–244

O'Toole ML (1993) Exercise and physical activity. In: Douglas PS (ed) Cardiovascular health and disease in women. Saunders, Philadelphia, p 253

Ornish DM, Scherwitz LW, Brown SE et al. (1990) Can lifestyle changes reverse artherosclerosis? Lancet 336:129–133

Paganini-Hil A, Chao A, Ross RK, Henderson BE (1989) Aspirin use and chronic diseases: a cohort of the elderly. Br Med J 299:1247–1250

Reaven PD, Barrett-Connor E, Edelstein S (1991) Relation between leisure-time physical activity and blood pressure in older women. Circulation 83:559–565

Research Committee of the Scottish Society of Physicians (1971) Ischemic heart disease: a secondary prevention trial using clofibrate. BMJ 4:775–784

Sacks FM, Pfeffer MA, Moye et al. (1996) The effect of pravastatin on coronary events after myocardial infarction in patients with average cholesterol levels. N Engl J Med 335:1001–1009

Scandinavian Simvastatin Survival Study Group (1994) Randomized trial of cholesterol lowering in 4.444 patients with coronary heart disease: The Scandinavian Simvastatin Survival Study (4 S). Lancet 344:1383–389

Schuler G, Hambrecht R, Schlierf G et al. (1992) Regular physical exercise and low-fat diet: effects on progression of coronary artery disease. Circulation 86:1–11

SHEP Cooperative Research Group (1991) Prevention of stroke by antihypertensive drug treatment in older persons with isolated systolic hypertension: final results of the Systolic Hypertension in the Elderly Program (SHEP). JAMA 265:3255–3264

Smith SC, Blair SN, Criqui MH et al. (1992) Preventing heart attack and death in patients with coronary disease. Circulation 86:1–11

Stampfer MJ, Colditz GA, Willett WC et al. (1988) A prospective study of moderate alcohol consumption and the risk of coronary disease and stroke in women. N Engl J Med 319:267–273

Stampfer MJ, Hennekens CH, Manson JE et al. (1993) Vitamin E consumption and the risk of coronary disease in women. N Engl J Med 328:1444–1449

Summary of the Second Report of the National Cholesterol Education Program (NCEP) Expert Panel on Detection, Evaluation, and Treatment of High Blood Cholesterol in Adults (Adult Treatment Panel II) (1993) Expert Panel on Detection, Evaluation and treatment of high blood cholesterol in adults. JAMA 269:3015

Ueshima H, Ozawa H, Baba S et al. (1992) Alcohol drinking and high blood pressure: data from a 1980 national cardiovascular survey of Japan. J Clin Epidemiol 45:667–673

West of Scotland Coronary Prevention Study Group (1998) Influence of pravastatin and plasma lipids on clinical events in the West of Scotland Coronary Prevention Study (WOSCOPS). Circulation 97:1440–1445

Witteman JCM, Willette WC, Stampfer MJ et al. (1990) Relation of moderate alcohol consumption and risk of systemic hypertension in women. Am J Cardiol 65:633–637

Women's Health Study Research Group (1992) The Women's Health Study: rationale and background. J Myocardial Ischemia4:30–40

9 Hormontherapie

Hormonsubstitution als Primärprävention

Vor der Menopause ist das Auftreten einer KHK immer noch die Ausnahme. Nach der Menopause (dem Zeitpunkt der Reduktion der ovariellen Hormonproduktion) steigt die Prävalenz der KHK jedoch mit zunehmdendem Alter kontinuierlich an und erreicht bei Frauen über 75 Jahre das Niveau gleichaltriger Männer. Das Risiko der KHK ist bei jungen Frauen (<35 Jahren) mit vorzeitiger oder chirurgisch induzierter Menopause und fehlender Hormonsubstitution um das Doppelte erhöht (Wenger et al. 1993). Diese Fakten haben zu der Annahme geführt, dass endogene Östrogene kardioprotektiv wirken und somit hauptverantwortlich für die geringe prämenopausale Prävalenz der KHK bei der Frau sind. In der Tat ist aber die Rolle der endogenen Hormone für die Pathogenese der KHK unklar.

Viele epidemiologische Studien kommen einstimmig zu dem Schluss, dass die Hormonsubstitution das Risiko der KHK um 35–50% herabsetzt (Barrett-Connor u. Bush 1991; Bush et al. 1987; Grady et al. 1992; Grodstein et al. 1997; Henderson et al. 1991). Bis auf eine Ausnahme stammen diese Ergebnisse ausschließlich von Beobachtungsstudien, die im Vergleich zu randomisierten Doppelblindstudien aus mehreren Gründen nur beschränkt aussagekräftig sind:

1. Jede nichtrandomisierte, nicht Plazebo-kontrollierte Beobachtungsstudie weist die Tendenz auf, den Nutzen der Therapie zu überschätzen.
2. Beobachtungsstudien sind mit der Gefahr eines „selection bias artifact" verbunden.
3. Patienten, die an Beobachtungsstudien teilnehmen, haben in der Regel einen gesunden Lebensstil (Nichtraucher, regelmäßige Bewe-

gung, normalgewichtig, fettreduzierte Diät) und sind verlässlich bezüglich der Medikamenteneinnahme (an anderer Stelle konnte gezeigt werden, dass Compliant-Patienten selbst bei Plazeboeinnahme ein um 40–60% reduziertes Risiko der KHK hatten).

In der Tat waren die Frauen, die in die hier vorliegenden epidemiologischen primären Präventionsstudien einbezogen wurden und einer Hormontherapie zustimmten, relativ jung und gesund (keine oder nur wenige Begleiterkrankungen), hatten wenige Risikofaktoren und ein großes Gesundheitsbewusstsein, was sich möglicherweise als positiver Effekt der Hormontherapie widerspiegelt. Selbst nach statistischer Korrektur für diese Variablen können die Studienergebnisse durch nicht gemessene Faktoren bestimmt worden sein. Eine kausale Verknüpfung zwischen endogenem Östrogen und Protektion vor der KHK bleibt daher bis zum Vorliegen randomisierter Doppelblindstudien hypothetisch. Trotzdem sind die uns zur Verfügung stehenden epidemiologischen Studien wertvoll. Sie geben uns Einblicke in die Hormonwirkung auf Risikofaktoren und auf Vor- und Nachteile der Hormonsubstitution. Zusätzlich werden biologische Mechanismen, wie die Hormonsubstitution die Entstehung und Progression der KHK beeinflusst, näher beleuchtet.

Beobachtungsstudien

In den letzten 25 Jahren wurden insgesamt 33 primäre Präventionsstudien durchgeführt, die den Einfluss der Hormonsubstitution auf das Risiko einer KHK untersuchten. 32 der 33 Studien waren nicht randomisiert und nur 14 prospektiv. Die einzige randomisierte prospektive Studie schloss lediglich 84 Patientinnen mit ein. Sie fand eine geringe, statistisch jedoch nicht signifikante Reduktion des Myokardinfarktrisikos (RR=0,3).

Die größte epidemiologische Studie, die die Wirkung der postmenopausalen Hormonsubstitution auf das Risiko der KHK untersuchte, ist die noch immer laufende Nurses'-Health-Studie (Stampfer et al. 1986; Stampfer et al. 1991). Neben der Frage der Zusammenhänge zwischen einer Hormonsubstitution und dem Auftreten einer

KHK untersuchte die Studie den Einfluss der Ernährung, der körperlichen Betätigung und anderer Lebensgewohnheiten auf das Entstehen einer KHK und eines Karzinoms. 121.700 Krankenschwestern im Alter von 30–55 Jahren, die weder eine kardiale Anamnese noch einen Diabetes mellitus aufwiesen, wurden 1976 in die Studie mit eingeschlossen und beantworteten alle 2 Jahre einen detaillierten Fragebogen. 90% der initial einbezogenen Frauen nehmen noch immer an der Studie teil. Zwischenergebnisse werden seit 1988 in regelmäßigen Abständen veröffentlicht. Die Nurses'-Health-Studie und 12 weitere Studien kamen einhellig zu dem Schluss, dass eine regelmäßige Hormoneinnahme das Risiko der KHK deutlich reduziert (durchschnittliches RR=0,6). Dies traf selbst nach statistischer Korrektur für Unterschiede im Lebensalter, Blutdruck, Rauchgewohnheiten und Häufigkeit anderer Risikofaktoren zu. Eine Kardioprotektion bestand auch für Frauen über 75 Jahren und für Frauen mit sowohl niedrigem und als auch hohem Risiko für eine KHK. Die größte Reduktion einer kardiovaskulären Letalität (49%) fand sich allerdings bei den Frauen, die mindestens einen bedeutenden Risikofaktor aufwiesen (Rauchen zum Zeitpunkt der Studie, Hypercholesterinämie, arterielle Hypertonie, Diabetes, genetische Disposition, Übergewicht mit einem Bodymass-Index >29), während Frauen mit geringem Risiko (keiner der aufgeführten Risikofaktoren) den geringsten Nutzen hatten (RR=0.89). Fünf Jahre nach Beendigung der Hormonsubstitution war keine klinische Wirkung mehr nachweisbar. Nach 10-jähriger Einnahme war der positive Effekt abgeschwächt, möglicherweise durch eine 43%ige Zunahme der Letalität am Mammakarzinom. Das traf selbst für Frauen zwischen 60 und 75 Jahren zu.

Die Nurses'-Health-Studie und weitere wichtige epidemiologische Studien, die die Wirkung der postmenopausalen Hormonsubstitution auf das Risiko der KHK untersuchten, sind in Tabelle 9-1 aufgeführt.

Somit liegt zwar eine enorme Menge an Daten vor, die alle in die gleiche Richtung weisen und eine Risikoreduktion von bis zu 50% mit der Hormoneinnahme beschreiben, da es sich aber lediglich um Beobachtungsstudien handelt, ist bis zum Vorliegen randomisierter Studienergebnisse Vorsicht geboten.

Tabelle 9-1. Wichtigste Studien zur Primärprävention der KHK mittels postmenopausaler Hormontherapie

Studie	Jahr	Relatives Risiko
Stampfer et al.	1986	0,30*
Bush et al.	1987	0,34*
Henderson et al.	1988	0,54*
Folsom et al.	1995	0,74
Criqui et al.	1988	0,81
Wilson et al.	1985	1,94

* $p<0,05$

Zur Zeit werden 2 große randomisierte Primärpräventionsstudien durchgeführt, deren Ergebnisse aber nicht vor dem Jahre 2005 bzw. 2008 zur Verfügung stehen.

Die Hormonstudie der vom „National Institute of Health" (NIH) geförderten Women's-Health-Initiative (WHI) ist die erste größere prospektive, randomisierte Doppelblindstudie, die den Einfluss der Hormonsubstitution auf das Risiko einer KHK untersucht. Dabei werden 160.000 gesunde Frauen im Alter zwischen 50 und 79 Jahren in die Studie mit einbezogen, 27.348 davon nehmen an der Hormonstudie teil und werden entweder zu Östrogen (nach Hysterektomie, 45% aller Teilnehmerinnen) bzw. Östrogen mit Medroxyprogesteronazetat (bei vorhandenem Uterus) oder einem Plazebo randomisiert und über 8,5 Jahre beobachtet. Die Studie wurde 1992 begonnen und wird voraussichtlich im Jahre 2007 beendet. Kontraindikationen zur Teilnahme sind ein Endometrium- oder Mammakarzinom, eine Lungenembolie und eine tiefe Beinvenenthrombose. Primärer Studienendpunkt ist die Gesamtmortalität (nicht unbedingt kardial bedingter Tod), sekundärer Endpunkt das Auftreten eines nichttödlichen Myokardinfarktes.

Die zweite größere randomisierte Studie zur Primärprävention ist die WISDOM-(Medical-Research-Council-sponsored-Women's-International-Study-of-long-Duration-Östrogen-after-the-Menopause-)Studie mit ähnlichem Studiendesign. Sie schließt 34.000 Frauen mit ein und geht über 10 Jahre. Die letzte Probandin wurde im Dezember 2000 in die Studie aufgenommen. Der primäre Endpunkt ist ein tödlicher oder auch nichttödlicher Myokardinfarkt sowie das Auftreten einer Ischämie.

Hormonsubstitution als Sekundärprävention

Bis zum Jahre 1998 berichteten alle epidemiologischen Sekundärpräventionsstudien von einer noch größeren Risikoreduktion durch die Hormonsubstitution im Vergleich zur Primärprävention. Diese Studien fanden heraus, dass die Letalität und das Risiko eines nichttödlichen Reinfarktes mit der Hormonsubstitution um 50–90% gesenkt wurde (Tabelle 9-2).

In starkem Gegensatz zu diesen Befunden stehen die Ergebnisse der ersten randomisierten, Plazebo-kontrollierten Doppelblindstudie, der HERS-(„Heart and Estrogen/Progestin Replacement Study")Studie, die im August 1998 veröffentlicht wurde und zu einer drastischen Änderung der bisherigen Sichtweise führte (Hulley et al. 1998). In dieser Studie erhielten 2.763 Frauen mit dokumentierter KHK und einem mittleren Lebensalter von 67 Jahren entweder täglich 0,625 mg konjugiertes Stuten-Östrogen in Kombination mit 2,5 mg Medroxyprogesteronazetat (keine der Frauen hatte eine Hysterektomieanamnese) oder mit einem Plazebo. Die Endpunkte

Tabelle 9-2. Wichtigste Studien zur Sekundärprävention der KHK mittels postmenopausaler Hormontherapie

Studie	Jahr	Reduktion [%]	Endpunkt(e)
Brett et al.	1995	47	Koronarer Tod
Newton et al.	1995	50	Koronarer Tod
Nachtigall et al.	1992	74	Koronarer Tod
Bush	1991	82	Koronarer Tod
Henderson et al.	1991	66	Koronarer Tod
Cooperative Study Group	1986	82	Tod, Schlaganfall Retinainfarkt
Sullivan et al.	1990	90	Tod

Tabelle 9-3. Kardiovaskuläre Ereignisse in der Heart-and-Estrogen/Progestin-Replacement-Studie (HERS). (Hulley et al. 1998)

	Ö+P (n=1.380)	Plazebo (n=1.381)	RR	p-Wert
Gesamtzahl kardialer Ereignisse	179	182	0,99	0,91
Kardialer Tod	70	59	1,20	0,31
Nichttödlicher Myokardinfarkt	122	134	0,92	0,50

Ö + P 0,625 mg konjugiertes Östrogen + 2,5 mg Medroxyprogesteronazetat/Tag

der Studie waren nichttödlicher Myokardinfarkt oder Tod kardialer Ursache. Nach 4 Jahren lag kein signifikanter Unterschied zwischen beiden Gruppen vor. Es wurden 172 koronare Ereignisse in der Hormongruppe und 176 in der Plazebogruppe registriert (Tabelle 9-3). Dieser Nulleffekt bestand trotz Verbesserung des Lipidprofils (10%ige Zunahme der HDL-Fraktion, 11%ige Abnahme der LDL-Fraktion). Die Inzidenzen an instabiler Angina und notwendiger Revaskularisation unterschieden sich ebenfalls nicht signifikant zwischen der Hormon- und Plazebogruppe (Abb. 9-1). Mit anderen Worten, die Hormonsubstitution war nicht in der Lage, die Progression der KHK aufzuhalten oder den Tod durch die KHK zu verhindern. Wie können diese Daten erklärt werden? Bei näherer Beleuchtung der Ergebnisse wird deutlich, dass sowohl die meisten Infarkte und Todesfälle als auch Komplikationen (v. a. thrombembolische Komplikationen wie tiefe Beinvenenthrombose mit nachfolgender Embolie) im ersten Jahr der Hormonsubstitution auftraten. Die thrombembolischen Ereignisse traten 34-mal in der Hormongruppe und 12-mal in der Kontrollgruppe auf. Nach 4 Jahren fand sich jedoch bei den überlebenden Frauen eine statistisch signifikante Tendenz zugunsten der Hormonsubstitution (Abb. 9-2). Es ist bekannt, dass Östrogene eine prothrombotische Wirkung haben, die sich bei Frauen mit erhöhtem Risiko für thrombembolische Komplikationen (z. B. übergewichtige Frauen, Frauen mit Faktor-V-Leiden) v. a. zum

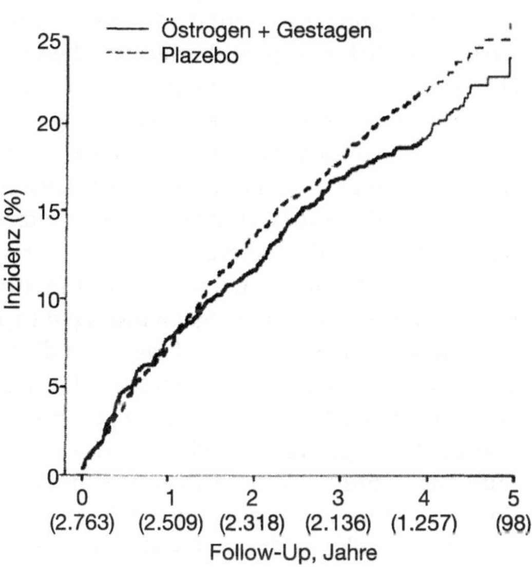

Abb. 9-1. Kaplan-Meier-Schätzungen der kumulativen Inzidenz an instabiler Angina und notwendiger Revaskularisation in der Heart-and-Estrogen/Progestin-Replacement-Studie (HERS). Die *Zahl in Klammern* gibt die Anzahl der Frauen an, die weiterhin an der Studie teilnehmen und bislang weder einen nichttödlichen Myokardinfarkt erlitten haben noch gestorben sind. (Aus: Hullcy ct al. 1998)

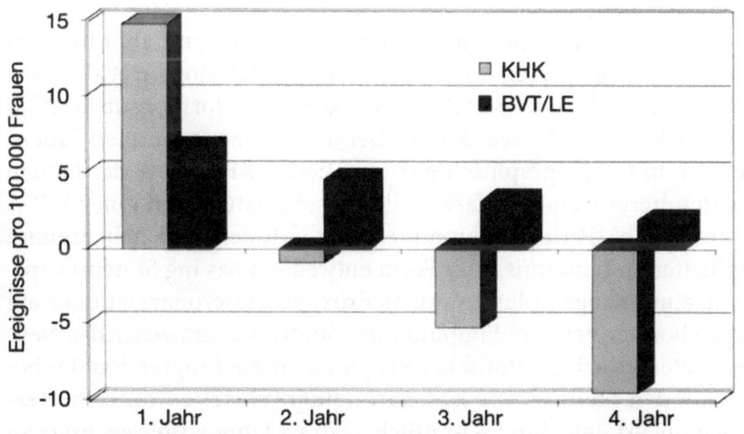

Abb. 9-2. Anzahl tiefer Beinvenenthrombose *(BVT/LE)* im Vergleich zu kardialen Ereignissen *(KHK)* pro Jahr bei Frauen mit postmenopausaler Hormontherapie. Ergebnisse der Heart-and-Estrogen/Progestin-Replacement-Studie (HERS). (Mod. nach Herrington 2001)

Therapiebeginn negativ auf die Gesamtmorbidität und Letalität auswirkt. Kürzlich wurde außerdem die Beobachtung gemacht, dass Östrogene das C-reaktive Protein erhöhen und somit wahrscheinlich auch eine entzündungsfördernde Wirkung auf die Gefäßwand haben. Wie neueste Studienergebnisse belegen, spielt für die Schwere der KHK nicht nur der Grad der Arteriosklerose, sondern auch die entzündlichen Ereignisse eine Rolle. Eine weitere mögliche Erklärung ist die Wahl des Progesterons: wie aus Tierversuchen und aus der PEPI-Studie bekannt ist, antagonisiert Medroxyprogesteronazetat partiell die positiven Östrogenwirkungen (z. B. auf das Lipidprofil, auf koronare Vasoreaktivität als auch auf die Größe der atherogenen Plaques). Zusätzlich ist bekannt, dass Medroxyprogesteronazetat zu einer verminderten Expression der Östrogenrezeptoren führt. Ein anderes Androgen hätte möglicherweise zu einem weniger negativen Studienergebnis geführt. Zuletzt war die statistische Aussagekraft durch mehrere Faktoren eingeschränkt: der Prozentsatz an nichttödlichen Myokardinfarkten und koronarem Tod lag bei 3,3%/Jahr, 1,7% geringer als erwartet; der Prozentsatz der Frauen, die von der Hormon- in die Kontrollgruppe überwechselten, betrug 18% (13% mehr als angenommen) und die Studiendauer war 6,5 Monate kürzer als geplant.

Die Estrogen-Replacement-Studie (ERA) kommt allerdings zu ähnlichen Ergebnissen wie die HERS-Studie (Herrington et al. 2000). Die ERA-Studie untersuchte die Wirkung der Hormonsubstitution auf die koronare Arteriosklerose bei 309 postmenopausalen Patientinnen mit angiographisch dokumentierter KHK (50% der Frauen hatten bereits einen Infarkt erlitten, 50% hatten sich einer PTCA unterzogen). Patientinnen mit einer mindestens 30%igen Stenose erhielten in randomisierter Form entweder 0,625 mg Stuten-Östrogen, ein Östrogen plus 2,5 mg Medroxyprogesteronazetat oder ein Plazebo. Der primäre Endpunkt der Studie war entweder das Neuauftreten arteriosklerotischer Plaques oder die Progression der bestehenden Stenose. Die koronarangiographische Kontrolluntersuchung erfolgte durchschnittlich nach 3,2 Jahren. Im Gegensatz zu Plazebogaben fand sich unter der Hormontherapie eine signifikante Verbesserung des Lipidprofils (die LDL-Fraktion nahm um 10–15% ab, die HDL-Fraktion stieg um 14–18% an). Trotz dieses positiven

Effekts auf den Fettstoffwechsel änderte sich aber der minimale Lumendurchmesser der betroffenen Koronargefäße nicht und war auch kein Unterschied (obwohl die Studie hierfür nicht geplant wurde) in den klinischen Endpunkten wie Myokardinfarkt, Ischämien oder erforderlicher Revaskularisation feststellbar.

Die nächsten Daten zur Frage der Sekundärprävention werden von einer kleineren Studie mit dem Namen WHISP („Women's Hormone Intervention Secondary Prevention Pilot Study") kommen, die zwischen Oktober 1999 und Dezember 2000 durchgeführt wurde. Die WHISP-Studie schloss 125 Frauen ab 55 Jahre nach einem akuten Myokardinfarkt mit ein. Eine Randomisierung erfolgte zwischen Östrogen, Östrogen plus Progesteron und Plazebo.

Zusammenfassung

Die Hypothese der kardioprotektiven Wirkung der Östrogene muss zwar angezweifelt werden, konnte bislang aber noch nicht überzeugend widerlegt werde. Ergebnisse randomisierter Studien mit anderen Geschlechtshormonen, unterschiedlichen Verabreichungsformen und längerer Studiendauer müssen abgewartet werden. Ehe weitere verlässliche Daten vorliegen, ist der Beginn einer Hormonsubstitution sowohl zur Primär- als auch zur Sekundärprophylaxe der KHK nicht indiziert. Bei Frauen, die aus anderen Gründen Östrogene einnehmen (z. B. Osteoporose) gibt es allerdings keinen Grund, diese abzusetzen. Es bleiben aber viele Fragen offen. Ob z. B. die Hormontherapie nach kurzfristiger Unterbrechung (z. B. wegen eines Krankenhausaufenthaltes für instabile Angina) wieder aufgenommen werden soll, ist fraglich und aller Wahrscheinlichkeit nach nicht zu empfehlen. Bedenkt man, dass die meisten vorliegenden Studien erhebliche methodische Mängel aufweisen, ist eine komplette Evaluierung aller Vor- und Nachteile der Hormonsubstitution z. Z. unmöglich.

Praktische Gesichtspunkte der Hormontherapie

In den USA haben 25% aller postmenopausalen Frauen irgendwann in ihrem Leben Östrogen allein oder in Kombination mit einem

Progesteron eingenommen. Trotzdem nehmen 20% aller Frauen, denen Östrogene verschrieben wurden, keine Hormone ein. Weitere 20% beenden die Hormontherapie nach 9 Monaten. Die Indikationen sind die Prävention der Osteoporose und der Demenz sowie der Behandlung postmenopausaler Beschwerden wie Hitzewallungen, Depression, vaginale Trockenheit und Inkontinenz. Nur ein sehr geringer Teil der Frauen nimmt Östrogene ausschließlich zur Prävention der KHK ein.

Applikationsform und Dosierung

Das am häufigsten verabreichte Östrogen in allen epidemiologischen Studien war orales Stuten-Östrogen in einer Dosierung von 0,625–1,25 mg/Tag (überwiegend 0,625–0,9 mg/Tag). Die heutige Standarddosierung ist daher 0,625 mg/Tag. Jüngere Frauen benötigen in den ersten Jahren nach einer Hysterektomie höhere Dosierungen. Für andere Verabreichungsformen, z. B. für eine transdermale Applikation, liegen keine epidemiologischen Daten vor. Äquivalente Dosen von Östrogenen, wenn transdermal verabreicht, haben keinen oder nur einen minimalen Effekt auf die Fettstoffwechsel und die Koagulabilität. Letzteres wirkt sich möglicherweise günstig auf die Inzidenz thrombembolischer Komplikationen aus. Da eine der Hauptwirkungen der Östrogene die Senkung des Gesamtcholesterins und des LDL und eine Erhöhung des HDL ist, und dieser Effekt potenziell kardioprotektiv ist, bleibt abzuwarten, ob transkutan absorbiertes Östrogen in der Zukunft einen Stellenwert in der Prävention/Behandlung der KHK bei der Frau haben wird. Transdermal verabreichtes Östrogen erhöht nicht den Triglyzeridspiegel. Ob allerdings erhöhte östrogeninduzierte Triglyzeridspiegel einen Risikofaktor für die KHK darstellen, ist z. Z. noch unklar. Es wird diskutiert, dass diese Form der Hypertriglyzeridämie harmlos ist, da die Metabolisierung der Triglyzeride (im Gegensatz zu der Hypertriglyzeridämie beim Diabetes mellitus und beim Übergewicht) nicht gestört ist.

Die in Deutschland am häufigsten angewendeten Östrogenpräparate sind in Tabelle 9-4 zu finden. Kontraindikationen für eine Hormontherapie sind in Tabelle 9-5 aufgelistet.

Tabelle 9-4. Äquivalente Hormondosierungen

Hormon	Dosierung
Östrogene	0,625 mg konjugiertes Östrogen (z. B. Climarest, Femavit) 1,0 mg mikronisiertes Estradiol (z. B. Estrifam, Estronorm) 1,0 mg Estradiolvalerat (z. B. Gynokadin, Progynova) Transdermales Östrogen, 0,05 mg Estradiol/24 h, Wechsel 1× (z. B. Cerella) oder 2×/Woche (z. B. Estraderm)
Östrogene plus Gestagene	0,625 mg konjugiertes Östrogen + 2,5 mg Medroxyprogesteronazetat täglich oder 5 mg Medroxyprogesteronazetat an Tag 1–14 (z. B. Climopax) 1,0 mg mikronisiertes Estradiol + 0,5 mg Norethisteronazetat (z. B. Activelle) 1,0 mg Estradiolvalerat + 0,25 mg Levonorgestrel (z. B. Cyclooestrogynal Dragees) Transdermales Östrogen + Gestagen, 0,025 mg Estradiol/24 h + 0,125 mg Norethisteronazetat/24 h (z. B. Estragest)

Tabelle 9-5. Kontraindikationen der Hormontherapie

Kontraindikationen	
Absolute	Vaginale Blutung unklarer Genese Schwangerschaft, Mammakarzinom Endometriumkarzinom Tiefe Beinvenenthrombose oder thromboembolische Ereignisse
Zur Zeit debattierte	Anamnese eines Mammakarzinoms Anamnese eines Endometriumkarzinoms
Relative	Leiomyome des Uterus Endometriose, Migräne Schwangerschaft oder durch orale Kontrazeptiva induzierte Thrombose Cholelithiasis, Leberfunktionsstörungen Hypertriglyzeridämie, Maligne Hypertonie

Kombinationstherapie Östrogen/Progesteron

Eine alleinige Östrogensubstitution geht bei Frauen mit einer hohen Inzidenz an Endometriumdysplasien und Uteruskarzinomen einher.

Seit der PEPI-Studie ist bekannt, dass eine alleinige Östrogensubstitution bei Frauen mit einer hohen Inzidenz an Endometriumdysplasien (33% nach 3 Jahren) und Uteruskarzinomen (6% nach 3 Jahren) einhergeht (The Writing Group for the PEPI Trial 1995). Daher müssen Frauen ohne Anamnese einer Hysterektomie Östrogene in Kombination mit einem Progesteron erhalten. Da Progesterone androgene Eigenschaften besitzen und somit – wenn allein verabreicht – einen negativen Einfluss auf den Lipidspiegel (erniedrigen das HDL, erhöhen das LDL und das Gesamtcholesterin) und die Glukosetoleranz aufweisen, besteht potenziell die Gefahr, dass die Kombinationstherapie die positive Wirkung auf kardiovaskuläre Risikofaktoren herabsetzt. Ob dies in der Tat der Fall ist, wird z. Z. noch kontrovers diskutiert. In einer Folgestudie der Nurses'-Health-Studie war die Kombinationstherapie (ohne Angabe von Art und Dosierung der Progesterone) sogar noch wirkungsvoller als die alleinige Östrogentherapie (RR=0,46 vs. RR=0,69). Die Ergebnisse der meisten vorliegenden epidemiologischen Studien sind allerdings widersprüchlich und geben außerden keinen Aufschluss darüber, welches Progesteron und in welcher Dosierung angewendet wurde. Die PEPI-Studie (obwohl keine Präventionsstudie), die in randomisierter Plazebo-kontrollierter Form die Wirkung verschiedener Hormonkombinationen und die der alleinigen Östrogensubstitution auf arteriellen Blutdruck, Fettstoffwechsel, Insulin und Fibrinogen bei 875 gesunden postmenopausalen Frauen untersuchte, gibt uns zumindest indirekte Hinweise auf einen möglichen klinischen Effekt. Die PEPI-Studie fand heraus, dass alle Hormonkombinationen und Östrogen allein einen positiven Einfluss auf den Fettstoffwechsel hatten, ohne den Blutdruck oder den Insulinspiegel zu erhöhen. Cholesterin und LDL wurden um 10–15% gesenkt, HDL um 10–15% erhöht. Die größte Wirkung hatte allerdings die alleinige Östrogensubstitution. Die Kombination mit einem Progesteron war weniger effektiv, wobei die Kombination von Östrogen mit Medroxyprogesteronazetat die

Tabelle 9-6. Wirkung der Hormontherapie auf den Lipoproteinspiegel (in % Ab- oder Zunahme). (Mod. nach The Writing Group for the PEPI Trial 1995; Pamela u. Douglas 2001)

	Plazebo [%]	Ö allein	Ö + P (zyklisch)	Ö + P (kontinuierlich)	Ö + MP
TC	-11	-20	-36	-36	-20
LDL	-11	-37	-46	-43	-38
HDL	-3	+14	+4	+3	+11
TG	-4	+15	+14	+13	+15
Lp(a)	0	-17	--26	-20	-22

Ö konjugiertes Östrogen 0,625 mg täglich; *O + P (zyklisch)* 0, 625 mg konjugiertes Östrogen/Tag + 10 mg Medroxyprogesteronazetat/Tag für 12 Tage/ Monat; *Ö + P (kontinuierlich)* Ö + 2,5 mg Medroxyprogesteronazetat/Tag; *Ö + MP* Ö + 200 mg mikronisiertes Progesteron/Tag für 12 Tage/Monat

schwächste Wirkung hatte. Die beste Kombinationstherapie in Bezug auf den Fettstoffwechsel stellte die Kombination von 0,625 mg Östrogen mit 200 mg zyklisch verabreichtem „micronized progesterone" täglich (die ersten 12 Tage des monatlichen Zyklus) dar (Tabelle 9-6). Östrogen allein war als einzige Therapieform auch in der Lage, den Fibrinogenspiegel zu senken. Wie seit der Framingham-Studie bekannt ist, ist ein erhöhter Fibrinogenspiegel ein unabhängiger Risikofaktor für das Auftreten eines Myokardinfarktes und eines zerebralen Insultes.

Bis Daten von großen randomisierten Primärpräventionstudien vorliegen, muss offenbleiben, ob die in vitro gefundenen arterioskleroseféordernden Wirkungen des Progesterons sich auch klinisch manifestieren.

Risiko des Mammakarzinoms bei der Hormonsubstitution

Die Daten über das Risiko eines Mammakarzinoms infolge Hormonsubstitution werden kontrovers diskutiert (Tabelle 9-7). Die PEPI-Studie fand kein erhöhtes Risiko. Diese Studie wurde allerdings nur über 3 Jahre durchgeführt und war daher ungeeignet,

Tabelle 9-7. Hormontherapie und Risiko eines Mammakarzinoms. (Mod. nach Fleming 1999)

Hormontherapie	Kumulative Inzidenz (KI) eines Mammakarzinoms
Beispiel: Frauen zwischen 50–70 Jahren	
Nie	45 Fälle/1.000 Frauen
5 Jahre	2 zusätzliche Fälle (KI 1–3)
10 Jahre	6 zusätzliche Fälle (KI 3–9)
15 Jahre	12 zusätzliche Fälle (KI 5–20)
Beispiel: Frauen >70 Jahre	
Nie	63 Fälle/1.000 Frauen
20 Jahre Einnahme	75 Fälle/1.000 Frauen
20 Jahre lang, keine Einnahme in letzten 5 Jahren	63 Fälle/1.000 Frauen

verlässliche Aussagen über das Langzeitrisiko des Mammakarzinoms zu treffen. Neueste Ergebnisse der Nurses'-Health-Studie berichten von einer 43%igen Zunahme der Letalität am Mammakarzinom nach langjähriger (>10 Jahre) Hormontherapie. Die Office-of-Techonololgy-Assessment-Studie gab ein RR von 1,35 an, das „European Position Paper on Hormonreplacement and Menopause" ein RR von 1,2–1,4 nach 8- bis 15-jähriger Hormontherapie. Das Risiko ist für Frauen über 60 Jahre (RR=1,71) am größten, gerade in einem Lebensalter, in dem eine Hormontherapie am meisten, insbesondere zur Vorbeugung einer Osteoporose, angewendet wird (Colditz et al. 1995; Grodstein et al. 1997). Das erhöhte Risiko eines Mammakarzinoms war vom Vorhandensein einer genetischen Disposition unabhängig. Eine kürzlich durchgeführte Metaanalyse aller zur Verfügung stehenden epidemiologischen Studien fand heraus, dass das Risiko nach 5-jähriger oder längerer Hormoneinnahme leicht erhöht ist und das Risiko mit weiter fortgesetzter Hormoneinnahme geringfügig zunimmt. Fünf Jahre nach Beendigung der Hormonsubstitution liegt das Risiko wieder auf demselben Niveau wie vor der Hormoneinnahme, unabhängig von der Dauer und Stärke der Hormonsubstitution (Dupont u. Page 1991; Steinberg et al. 1991). Wenn ein Mammakarzinom bei der Hormontherapie diagnostiziert wurde, war es in der Regel klinisch noch nicht weit fortgeschritten und aus histologischer Sicht wenig aggressiv.

Wie bereits mehrfach erwähnt, beruhen die hier beschriebenen Daten auf Beobachtungsstudien. Solange keine Ergebnisse aus randomisierten Studien vorliegen, sollte das erhöhte Risiko des Mammakarzinoms mit der Hormonsubstitution als potenzielle Gefahr aber als nicht gesichert gelten.

Risiko des Endometriumkarzinoms bei der Hormonsubstitution

Bei postmenopausalen Frauen treten jährlich pro 100.000 Frauen 2 Fälle eines Uteruskarzinoms auf. Nach 2- bis 4-jähriger Östrogensubstitution (nicht in Kombination mit einem Progesteron!) ist die Inzidenz um das 3- bis 5fache gesteigert. Das Risiko ist von der Dosis und der Dauer der Östrogeneinnahme abhängig und besteht selbst noch mehrere Jahre nach Beendigung der Hormontherapie. Östrogen-induzierte Endometriumkarzinome sind kleine, gut differenzierte Frühkarzinome, die leicht zu behandeln sind und die Letalität nicht erhöhen. Die Kombination des Östrogens mit einem Progesteron (entweder täglich oder mindestens 12 Tage/Monat) eliminiert das Risiko eines Endometriumkarzinoms (Grady et al. 1995).

Risiko tiefer Beinvenenthrombose und thrombembolischer Ereignisse

Mit der Hormontherapie besteht ein erhöhtes Risiko für das Auftreten einer tiefen Beinvenenthrombose und einer Lungenembolie (Abb. 9-3). Es wird angenommen, dass jährlich 16 Thrombosen/100.000 Frauen und 5 Lungenembolien/100.000 Frauen auf die Hormonsubstitution zurückgeführt werden können. Obwohl das

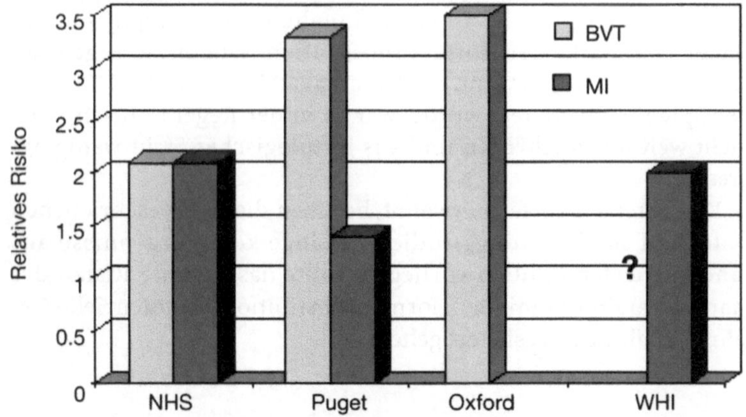

NHS = Nurses-Health-Studie, Puget = Puget-Sound-Studie, Oxford = Oxford-Studie
WHI = Women's Health-Initiative, BVT = Beinvenenthrombose, MI = Myokardinfarkt

Abb. 9-3. Frühes Risiko für kardiale Ereignisse oder tiefe Beinvenenthrombose/Lungenembolie mit Hormontherapie

absolute Risiko gering ist, ist das relative Risiko nicht von der Hand zu weisen. In der Oxford-Studie lag das relative Risiko bei 3,5, in der Puget-Sound-Studie bei 3,3 (Daly et al. 1996; Jick et al. 1996). Die Nurses'-Health-Studie machte keine Angaben zur tiefen Beinvenenthrombose, fand aber ein erhöhtes relatives Risiko (RR=2,1) für eine Lungenembolie, was in Einklang mit anderen Berichten steht (Grodstein et al. 1996a). Das Risiko ist im ersten Jahr der Hormoneinnahme am größten. Die Gefahr thrombembolischer Komplikationen war sowohl von der Verabreichungsform (oral oder transdermal) als auch von der Kombination mit Progesteron unabhängig.

Vorläufige noch nicht veröffentlichten Daten der Women's-Health-Initiative fanden nicht nur ein erhöhtes Risiko tiefer Beinvenenthrombosen, sondern unerwartet auch ein mit Beginn der Hormonsubstitution assoziiertes erhöhtes Risiko eines Myokardinfaktes und eines Schlaganfalls (1% aller teilnehmenden Frauen). Die Nurses'-Health-Studie und die Puget-Sound-Studie fanden ebenfalls ein erhöhtes Risiko eines Myokardinfarktes im ersten Jahr der Hormoneinnahme. In der Nurses-Health-Studie war dieses erhöhte Risiko auf

Frauen mit dokumentierter KHK beschränkt (RR=2,1), in der Puget-Sound-Studie betraf es aber selbst junge gesunde Frauen (RR=1,39). Nach 1- bis 2-jähriger Hormoneinnahme war dieses Risiko nicht mehr nachweisbar bzw. sogar gesenkt (RR=1,1 in der Nurses'-Health-Studie, RR=0,61 in der Puget-Sound-Studie).

Als mögliche Ursachen für die erhöhte Myokardinfarktrate im ersten Jahr sind auf der einen Seite ein potenziell prothrombotischer Effekt und auf der anderen Seite eine entzündungsfördernde Wirkung der Östrogene zu nennen.

Östrogene und hochsensitives C-reaktives Protein

Der Plasmaspiegel des hochsensitiven C-reaktiven Proteins (hs-CRP) nimmt unter Hormontherapie zu (Abb. 9-4).

In der Women's-Health-Studie waren die mittleren hs-CRP-Spiegel bei postmenopausalen Frauen, die Hormone einnahmen (Östrogen allein oder in Kombination Östrogen/Progesteron) doppelt so

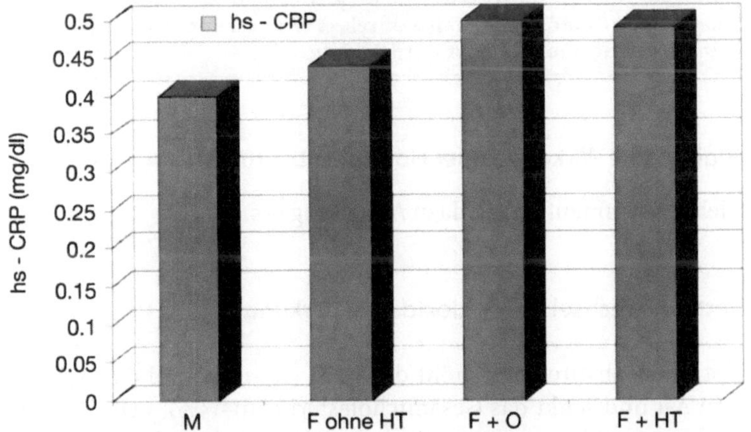

Abb. 9-4. Erhöhte Plasmaspiegel des hs-CRP mit postmenopausaler Hormontherapie differenziert nach Geschlecht und Hormontherapie. (Mod. nach Ridker et al. 1999)

hoch wie bei Frauen ohne Hormonsubstitution. Ähnliche Daten wurden von der MONICA-Studie in Deutschland und von der PEPI-Studie berichtet. Da erhöhte hs-CRP-Spiegel mit einem erhöhten kardiovaskulären Risiko verbunden sind, haben Hormone möglicherweise einen entzündungsfördernden Effekt, der die erhöhte Inzidenz kardiovaskulärer Ereignisse im ersten Jahr der Hormontherapie (s. HERS-Studie, Women's-Health-Initiative und Puget-Sound-Studie) erklärt.

Zusammenfassung

Bei Frauen ohne Anamnese einer Hysterektomie müssen Östrogene wegen der erhöhten Gefahr eines Endometriumkarzinoms mit einem Progesteron kombiniert werden. Trotz der zahlreichen positiven Wirkungen nimmt mit der Dauer der Hormontherapie (insbesondere nach 10 Jahren) das Risiko eines Mammakarzinoms zu. Aber 5 Jahre nach Beendigung der Hormonsubstitution liegt das Risiko wieder auf demselben Niveau wie vor der Hormoneinnahme. Mit der Hormontherapie besteht auch ein erhöhtes Risiko für das Auftreten einer tiefen Beinvenenthrombose und einer Lungenembolie. Darüber hinaus scheint mit Beginn der Hormonsubstitution die Inzidenz an Myokardinfarkten zuzunehmen, was möglicherweise durch einen entzündungsfördernden Effekt der Hormone erklärt werden kann.

Biologische Wirkungen der Hormonsubstitution

Siehe zusammenfassend dazu Abbildung 9-5.

Fettstoffwechsel und antioxidative Wirkung

Östrogensubstitution erhöht das HDL (10–15%) und das Apoprotein A-I und senkt das Gesamtcholesterin (10–15%), LDL (10–15%) und Lp-a. Es konnte gezeigt werden, dass die Reduktion des LDL durch einen gesteigerten LDL-Katabolismus bedingt ist. Ursache hierfür ist höchstwahrscheinlich eine Zunahme der LDL-Rezeptoren in der Leber. Östrogene erhöhen auch das VLDL und die Triglyzeride.

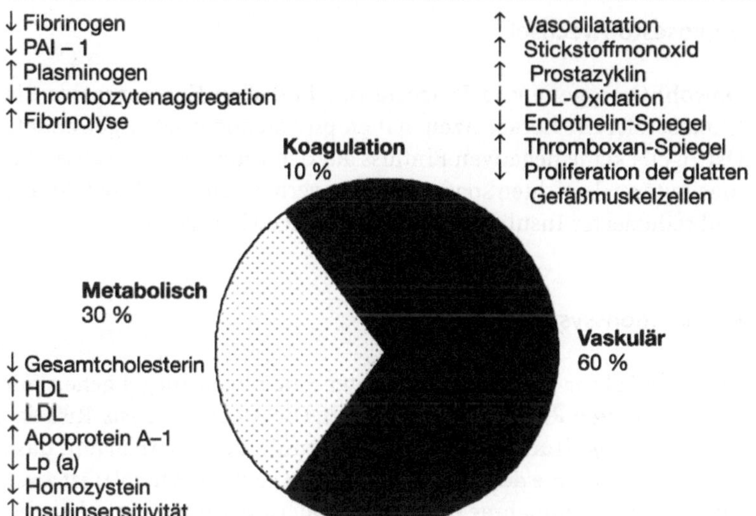

Abb. 9-5. Potenzielle positive biologische Wirkungen der Hormonsubstitution. (Prozentzahl gibt grob geschätzten Anteil am Gesamtnutzen an)

Eine erhöhte Inzidenz der KHK wurde hierdurch aber bislang nicht nachgewiesen. Wahrscheinlich ist diese Form der Hypertriglyzeridämie harmlos, da die Metabolisierung der Triglyzeride nicht gestört ist.

Bei der Kombinationstherapie ist das Ausmaß der HDL-Erhöhung und der Cholesterin- und Lp-a-Senkung geringer als bei alleiniger Östrogentherapie. Lediglich die LDL-Senkung wird durch eine Kombinationstherapie nicht beeinflusst.

Oxidiertes LDL spielt eine Schlüsselrolle bei der Entwicklung der Arteriosklerose. 17-b-Estradiol verhindert die LDL-Oxidation. Natives HDL führt zu einer Hemmung und zusätzlich zu einem Abtransport von Cholesterin von der Gefäßwand hin zur Leber. Es wird geschätzt, dass die Anwesenheit von HDL und Östrogen zu einer 50%igen Reduktion der LDL-Oxidation führt (Sack et al. 1994).

Glukosestoffwechsel

Obwohl Östrogene und Progesterone in oralen Kontrazeptiva die Glukosetoleranz herabsetzen, haben postmenopausal angewendete Östrogene keine negativen Einfluss auf den Glukosestoffwechsel. Einige Autoren berichten sogar von einer verbesserten Glukosetoleranz und reduzierter Insulinresistenz bei übergewichtigen Frauen.

Koagulationssystem

Erhöhter Faktor VII und ein erhöhter Fibrinogenspiegel gehen mit einem erhöhten Risiko der KHK einher. Die Atherosclerosis-Risk-in-Communities-Studie und die PEPI-Studie demonstrierten, dass Östrogeneinnahme den Fibrinogenspiegel senkt. Faktor VII ist zwar unter Östrogeneinnahme erhöht, liegt allerdings unter einer Kombinationstherapie wieder im normalen Bereich.

Der Plasminogen-activator-Inhibitor-1 (PAI-1) ist die primäre Hemmsubstanz des „tissue plasminogen activator" (t-PA). Hohe Östrogenspiegel sind mit einem verminderten PAI-1 und einer erhöhten fibrinolytischen Aktivität verknüpft. Bei der Kombination von Östrogen mit einem Progesteron ist diese Wirkung abgeschwächt.

Vasoreaktivität

Eine gesteigerte Vasoreaktivität spielt eine wichtige Rolle bei der Pathogenese der instabilen Angina und des akuten Myokardinfarktes. Eine reduzierte Vasoreaktivität ist mit einer geringeren Inzidenz an Ischämien und Plaquesrupturen verbunden. Östrogen hat mehrere eine Vasodilatation begünstigende Effekte. Es steigert:
- die Stickstoffoxidproduktion,
- die Prostaglandinbiosynthese und
- die kalziumantagonistischen Wirkungen.

Gleichzeitig
- hemmt es die Endothelin-1-vermittelte und
- schwächt die Azetylcholin-induzierte Vasokonstriktion.

Diese Östrogen-induzierten Wirkungen sind eindeutig vom Vorhandensein von Östrogenrezeptoren abhängig. Östrogenrezeptoren konnten bislang in der glatten Gefäßmuskelzelle und im Endothel nachgewiesen werden (Gilligan et al. 1994; Mendelsohn u. Karas 1999; Reis et al. 1994; Weiner et al. 1994).

Wirkung auf Entzündungsparameter der Atherosklerose

Neueste Forschungsergebnisse weisen darauf hin, dass Entzündungsprozesse eine entscheidende Rolle bei der Progression der Arteriosklerose spielen. Östrogene hemmen auf der einen Seite Substanzen, die vermehrt in der Akutphase des Entzündungsprozesses auftreten (z. B. interzelluläre Adhäsionsmoleküle, Monozyten), auf der anderen Seite erhöhen sie aber das hs-CRP, das der wichtigste Marker der „Mikroinflammation“ ist und – wie oben gezeigt – mit einem erhöhten Auftreten kardiovaskulärer Ereignisse verbunden ist. Welche Prozesse überwiegen, muss z. Z. noch offen bleiben. Da aber eine Hormoneinnahme eine Erhöhung des hs-CRP-Spiegels verursacht und im ersten Jahr mit einem vermehrten Auftreten von Myokardinfarkten und Schlaganfällen einhergeht, ist zu befürchten, dass die proinflammatorischen Wirkungen dominieren.

Zusammenfassung

Östrogene haben v. a. 3 positive, die Inzidenz und Progession der KHK herabsetzende Wirkungen:

1. **Sie führen zu einer verbesserten Endothel-abhängigen Gefäßreaktivität, u. a. durch eine gesteigerte Stickstoffoxid- und Prostaglandinbiosynthese.**
2. **Sie verbessern das Lipidprofil und führen zu einer verminderten LDL-Oxidation.**
3. **Sie reduzieren das thromotische Potenzial und erhöhen die fibrinolytische Aktivität durch Senkung des PAI-1- und des Fibrinogenspiegels.**

Sie haben Einfluss auf Entzündungsparameter. Ob aber entzündungshemmende oder entzündungsfördernde Eigenschaften überwiegen, ist noch Gegenstand der Forschung.

Östrogene beim Mann

Der klinische Nutzen der Östrogensubstitution bei postmenopausalen Frauen hat zu der Hypothese geführt, dass Östrogene bei Männern einen evtl. gleich hohen Stellenwert haben könnten. Voraussetzung für eine biologische Wirksamkeit von weiblichen Hormonen bei Männern ist das Vorhandensein von Östrogenrezepetoren in den Zielorganen wie z. B. Herz- und Gefäßmuskelzellen. In der Tat liegen keine Daten über die Expression von Östrogenrezeptoren oder ihre Eigenschaften bei Männersn vor. Indirekte Hinweise darauf, dass Östrogene auch bei Männern kardiovaskuläre Effekte haben, kommen insbesondere von 2 Studien. In der ersten Studie erhielten Männer nach einem Myokardinfarkt täglich 5 mg konjugiertes Östrogen. Die Inzidenz an Reinfarkten, Lungenembolien und Thrombophlebitiden war in der Behandlungsgruppe höher als in der Plazebogruppe. Eine Dosis von 2,5 mg/Tag (4fache Menge der bei Frauen angewendeten Standarddosis) zeigte keinen Unterschied zu einem Plazebo. Die Interpretation dieser Studienergebnisse ist schwiereig. Eine mögliche Erklärung für die (negative) Wirkung hoher, nicht aber relativ niedriger Dosen von Östrogenen ist eine veränderte Empfindlichkeit der Östrogenrezeptoren auf exogenes Östrogen im Vergleich zu der gleichaltriger Frauen.

In der zweiten Studie konnten Collins et al. (1995) zeigen, dass – im Gegensatz zu den Frauen – bei Männern die Azetylcholin-induzierte Vasokonstriktion nach intrakoronarer Injektion von 17-β-Estradiol nicht reversibel war. Da jedoch eine Beziehung zwischen Östrogendosis und Gefäßeffekt nicht systematisch untersucht wurde, besteht durchaus die Möglichkeit, dass das Ergebnis dieser Studie auf ein verändertes Ansprechen der Östrogenrezepetoren bei Männern hinweist und nicht a priori auf eine im Vergleich zu Frauen geringere oder gar fehlende Expression von funktionellen Östrogenrezeptoren. Es ist zudem nicht bekannt, ob und in welchem Ausmaß sich die Dichte und/oder Eigenschaften der Östrogenrezeptoren bei postmenopausalen Frauen ändert.

Zur Zeit liegen keine gesicherten Erkenntnisse für einen klinischen Nutzen von exogenen Östrogenen bei Männern vor. Ob neuere, nichtfeminisierende Östrogenabkömmlinge (z. B. Phytoöstrogene) in Zukunft in der Prävention oder Therapie der KHK bei Männern ein Rolle spielen werden, ist z. Z. nicht abzusehen.

Selektive Östrogenrezeptormodulatoren

Da jede Östrogensubstitution mit einem erhöhten Risiko eines Endometrium- und Mammakarzinoms einhergeht, war man auf der Suche nach Medikamenten, die die Östrogen-positiven Wirkungen haben, aber nicht seine karzinomfördernden Eigenschaften. Selektive Östrogenrezeptormodulatoren (SERM) sind synthetisch hergestellte Östrogenrezeptoragonisten, die Östrogenrezeptoren in einem Gewebe (z. B. Knochen) stimulieren, in einem anderen (z. B. Endometrium, Brust) aber keine oder nur minimale Wirkung auf die Östrogenrezeptoren ausüben. Daher sind diese Substanzen nicht mit einem erhöhten Risiko eines Mamma- oder Endometriumkarzinoms verbunden. Tamoxifen, ein SERM der ersten Generation, das primär zur Behandlung des Mammakarzinoms eingesetzt wird, hat lipidsenkende Eigenschaften. An anderer Stelle wurde gezeigt, dass es die Notwendigkeit von Krankenhauseinweisungen aus kardialen Gründen und das Risiko eines letalen Myokardinfarktes senkt (Khovidhunkit u. Shoback 1999; Walsh et al. 1998). Raloxifen, ein SERM der 2. Generation, führt zur Prävention der Osteoporose. Andere klinische Wirkungen, einschließlich seiner Wirkung auf das Risiko einer KHK, sind bislang wenig untersucht. In Tierversuchen führte Raloxifen zu einer Senkung des Gesamtcholesterins, des LDL und des Fibrinogens, hatte aber im Gegensatz zu Östrogen keinen Effekt auf die Entstehung arteriosklerotischer Plaques. Das HDL, die Triglyzeride und das C-reaktive Protein bleiben unter einer Raloxifentherapie neutral. Die ersten noch nicht veröffentlichten Daten zu einer Raloxifen-kardiovaskulären Wirkung stammen von der MORE-(Multiple-Outcomes-on-Raloxifene-Evaluation-)Studie. Die MORE-Studie war eine randomisierte Plazebo-kontrollierte Doppelblindstudie, die in 25 Ländern über 3 Jahre durchgeführt wurde. 7.705 postmenopausale Frauen mit Osteoporose erhielten entweder 60 mg oder 120 mg Raloxifen/Tag oder ein Plazebo. Eine KHK war kein Ausschlusskriterium, aber nur 2% der Teilnehmerinnen hatte eine manifeste KHK. Frauen mit der Anamnese eines Mamma- oder Endometriumkarzinoms wurden nicht in die Studie mit eingeschlossen. Insgesamt hatten 2.738 der 7.705 Frauen einen oder mehrere kardiovaskuläre Risikofaktoren.

Von den 7.705 Frauen erlitten 205 Frauen im Laufe der 3 Jahre einen nichttödlichen Myokardinfarkt oder starben aus kardialer Ursache. Es bestand jedoch kein signifikanter Unterschied zwischen der Plazebo- und den Verumgruppen. Nichtfatale Ereignisse waren in allen Gruppen gleich. Es lag auch kein erhöhtes Risiko eines kardialen Ereignisses vor, ganz im Gegensatz zu der HERS-Studie. Bei Frauen mit dokumentierter KHK (202 der 7705 Frauen) war trotz Senkung des LDL ebenfalls kein signifikanter Unterschied zwischen den 2 Raloxifengruppen und der Plazebogruppe nachweisbar. Die Einnahme von Raloxifen war somit weder mit einem klinischen Nutzen (in Bezug auf kardiovaskuläre Erkrankungen) noch mit negativen Auswirkungen verbunden. Da diese Studie jedoch in erster Linie eine Osteoporosestudie und die Zahl kardiovaskulärer Ereignisse gering war, empfiehlt es sich, weitere Studien abzuwarten. Vor allem die Ergebnisse der RUTH-(Raloxifene-Use-for-the-Heart-)Studie werden Einsichten in die klinischen Wirkungen von Raloxifen bringen. Die RUTH-Studie ist eine randomisierte, prospektive Multizenterstudie, die den Einfluss von 60 mg Raloxifen pro Tag auf den gemeinsamen Endpunkt koronarer Tod oder nichttödlicher Myokardinfarkt bei postmenopausalen Frauen mit Risikofaktoren für eine KHK untersucht. Sekundäre Endpunkte sind die instabile Angina und eine stationäre Aufnahme wegen instabiler Angina, Schlaganfall, Mammakarzinom, Frakturen und thrombembolischer Ereignisse. Das Ausmaß des kardiovaskulären Risikos wurde anhand eines Punktesystems bestimmt, das die einzelnen Risikofaktoren je nach Bedeutung wichtete. Von Januar 1998 bis Januar 2001 wurden 10.000 Frauen in die Studie mit einbezogen. Ergebnisse sind im Jahre 2006 zu erwarten. Bis zum Vorliegen dieser Studienergebnisse kann nur spekuliert werden, dass Raloxifen zwar einen günstigen Einfluss auf den Lipidstoffwechsel (neben anderen nichtkardiovaskulären Wirkungen), ansonsten aber keine wesentliche kardioprotektive Wirkung hat.

Somit sind selektive Östrogenrezeptormodulatoren zwar potenziell ideale, die gebräuchlichen Hormone ersetzende Substanzen, v. a. da sie nicht mit einem erhöhten Risiko eines Mamma- oder Endometriumkarzinoms verbunden sind. Ihr Stellenwert in der Primär- und Sekundärprävention der KHK ist aber bislang nicht geklärt.

Literatur

Barrett-Connor E, Bush TL (1991) Estrogen and coronary heart disease in women. JAMA 265:1861–1867

Bergkvist L, Adami HO, Persson I et al. (1989) Prognosis after breast cancer diagnosis in women exposed to estrogen and estrogen-progesterone replacement therapy. AM J Epidemiol 130:221–228

Blumenthal RS, Zacur HA, Reis SE, Post WS (2000) Beyond the null hypothesis – Do the HERS results disprove the estrogen/coronary heart disease hypothesis? Am J Cardiol 85:1015–1017

Brett KM, Madans JH (1995) Long-term survival after coronary heart disease: comparisons between men and women in a national sample. Ann Epidemiol 5:25–32

Bush TL (1991) Long-term effect of estrogen use on cardiovascular death in women. AHA Meeting, November 1991, Orlando/FL

Bush TL, Barrett-Connor E, Cowan LD et al. (1987) Cardiovascular mortality and non-contraceptive estrogen use in women: results from the Lipid Research Clinics Program follow-up study. Circulation 75:1102–1109

Colditz GA, Hankinson SE, Hunter DJ et al. (1995) The use of estrogens and progestins and the risk of breast cancer in postmenopausal women. N Engl J Med 332:1589

Collaborative Group on Hormonal Factors in Breast Cancer (1997) Breast cancer and hormone replacement therapy: collaborative reanalysis of data from 51 epidermiologic studies of 52,705 women with breast cancer and 108,411 women without breast cancer. Lancet 350:1047–1059

Collins P, Rosana G, Sarrel PM et al. (1995) Estrogen attenuates acetylcholine-induced coronary arterial constriction in women but not in men with coronary heart disease. Circulation 92:24–30

Criqui MH, Suwarez L, Barrett-Connor E et al. (1988) Postmenopausal estrogen use and mortality. Am J Epidemiol 128:606–614

Cummings SR, Eckert S, Krueger KA et al. (1999) The effect of raloxifene on the risk of breast cancer in post-menopausal women: Results from the MORE (Multiple Outcomes of Raloxifene Evaluation) trial. JAMA 281:2189

Cushman M, Legault C, Barrett-Connor E et al. (1999) Effect of post-menopausal hormones on inflammation-sensitive proteins: The postmenopausal estrogen/progestin interventions (PEPI) study. Circulation 100:717

Daly E, Vessey MP, Hawkins MM et al. (1996) Risk of venous thromboembolism in users of hormone replacement therapy. Lancet 348:977

Dupont WD, Page DL (1991) Menopausal estrogen replacement therapy and breast cancer. Arch Intern Med 151:67–72

Fleming KC (1999) Hormone replacement therapy: practical prescribing. In: Charney P (ed) Coronary artery disease in women. American College of Physicians, Philadelphia, p 294

Folsom AR, Mink PJ, Sellers TA et al. (1995) Hormonal replacement therapy and morbidity and mortality in a prospective study of postmenopausal women. Am J Publ Health 85:1128–1132

Gerhard M, Ganz M (1995) How do we explain the clinical benefits of estrogen? Circulation 92:5

Gilligan DM, Quyyumi AA, Connon RO III (1994) Effects of physiological levels of estrogen on coronary vasomotor function in postmenopausal women. Circulation 89:2541–2551

Grady D, Rubin SM, Petitti DB et al. (1992) Hormone therapy to prevent disease and prolong life in postmenopausal women. Ann Intern Med 117:1016–1037

Grady G, Gebretsadik T, Kerlikowske K et al. (1995) Hormone replacement therapy and endometrial cancer risk; A meta-analysis. Obstet Gynecol 85:304–313

Grady D, Hulley SB, Furberg C (1997) Venous thromboembolic events associated with hormone replacement therapy. JAMA 278:477

Grady D, Wenger NK, Herrington D et al. (2000) Postmenopausal hormone therapy increases risk for venous thrombembolic disease. The Heart and Estrogen/Progestin Replacement Study. Ann Intern Med 132:689–696

Grodstein F, Stampfer MJ, Goldhaber SZ et al. (1996a) Prospective study of exogenous hormones and risk of pulmonary embolism in women. Lancet 348:983

Grodstein F, Stampfer MJ, Manson JE et al. (1996b) Postmenopausal estrogen and progestin use and the risk of cardiovascular disease. N Engl J Med 332:1589

Grodstein F, Stampfer MJ, Colditz GA et al. (1997) Postmenopausal hormone therapy and mortality. N Engl J Med 336:1769

Grodstein F, Manson JE, Stampfer MJ et al. (1999) Postmenopausal hormones and recurrence of coronary events in the Nurses' Health Study (abstract). Circulation 100: I-871

Henderson BE, Paganini-Hill A, Ross RK. (1988) Estrogen replacement therapy and protection from acute myocardial infarction. Am J Obstet Gynecol 159:312–317

Henderson BE, Paganini-Hill A, Ross RK (1999) Decreased mortality in users of estrogen replacement therapy. Arch Intern Med 151:75–78

Herrington DM (1999) The HERS trial results: Paradigms lost? Ann Intern Med 131:463

Herrington DM, Beboussin KB, Brosnihan KB et al. (2000) Effects of estrogen replacement on the progression of coronary-artery atherosclerosis. N Engl J Med 343:522–529

Herrington DM (2001) What about estrogens now? Curr J Rev 10 (2)]

Hulley S, Grady D, Bush T et al. (1998) Randomized trial of estrogen plus progestin for secondary prevention of coronary heart disease in postmenopausal women. JAMA 280:605–613

Jick H, Derby LE, Myers MW et al. (1996) Risk of hospital admission for idiopathic venous thromboembolism among users of postmenopausal oestrogens. Lancet 348:981

Khovidhunkit W, Shoback DM (1999) Clinical effects of raloxifene hydrochloride in women. Ann Intern Med 130:431

Lobo RA: Hormones, hormone replacement therapy, and heart disease. In Douglas PS (ed): Cardiovascular Health and Disease in Women. Philadelphia, WB Saunders, 1993, p 153

Love RR, Newcomb PA, Wiebe DA et al. (1990) Effects of tamoxifene therapy on lipid and lipoprotein levels in postmenopausal patients with node-negative breast cancer. J Natl Cancer Inst 82:1327

Mendelsohn ME, Karas RH (1999) The protective effects of estrogen on the cardiovascular system. N Engl J Med 340:1801

Miller BA, Ries LAG, Hankey BF et al. (eds) (1992) Cancer Statistics Review: 1973–89. National Cancer Institute, Washington DC, NIH pub no 92, p 2789

Nachtigall LE, Nachtigall RH, Nachtigall RD et al. (1979) Estrogen replacement therapy. Part II: A prospective study in the relationship to carcinoma and cardiovascular and metabolic problems. Obstet Gynecol 54:74–79

Nachtigall M, Smilen SW, Nachtigall RD et al. (1992) Incidence of breast cancer in a 22-year study of women receiving estrogen-progestin replacement therapy. Obstet Gynecol 80:827–830

Newton KM (1995) Estrogen replacement therapy and prognosis after first myocardial infarction [Abstract]. AHA Meeting, November 1995, San Diego/CA

Pamela S, Douglas PS (2001) Coronary artery disease in women. In: Braunwald E, Zipes DP, Libby P (eds) Heart disease. Saunders, Philadelphia

Reis SE, Gloth ST, Blumenthal RS et al. (1994) Ethinyl estradiol acutely attenuates abnormal coronary vasomotor responses to acetylcholine in postmenopausal women. Circulation 89:52–60

Rich-Edwards JW, Manson JE, Hennekens CH et al. (1995) The primary prevention of coronary heart disease in women. N Engl J Med 332:1758–1766

Ridker PM, Hennekens CN, Rifai N et al. (1999) Hormone replacement therapy and increased plasma concentration of C-reactive protein. Circulation 100:713

Rutqvist LE, Mattsson A (1993) Cardiac and thromboembolic morbidity among postmenopausal women with early-stage breast cancer in a randomized trial of adjuvant tamoxifene: The Stockholm Breast Cancer Study Group. J Natl Cancer Inst 85:1398

Sack MN, Rader DJ, Cannon RO III (1994) Oestrogen and inhibition of oxidation of low-density lipoproteins in postmenopausal women. Lancet 343:269–270

Stampfer MJ, Willett WC, Colditz GA et al. (1986) A prospective study of postmenopausal estrogen therapy, and coronary heart disease. N Engl J Med 313:1044–1049

Stampfer MJ, Colditz GA, Willett WC et al. (1991) Postmenopausal estrogen therapy and cardiovascular disease: ten-year follow-up from the Nurses' Health study. N Engl J Med 325:756

Steinberg KK, Thacker SB, Smith JC (1991) A meta-analysis of the effect of estrogen replacement therapy on the risk of breast cancer. JAMA 265:1985–1990

Sullivan JM, Vander Zwaag R, Hughes JP et al. (1990) Estrogen replacement and coronary artery disease: effect on survival in postmenopausal women. Arch Intern Med 150:2557–2562

Sullivan JM, El-Zeky F, Vander Zwaag R, Ramanathan KK (1995) Estrogen replacement therapy after coronary artery bypass surgery: Effect on survival. Circulation 345: 669

The American-Canadian Cooperative Study Group (1986) Persantine Aspirin Trial in cerebral ischemia. Part III:Risk factors for stroke. Stroke 17:12–18

The Writing Group for the PEPI Trial (1995) Effects of estrogen or estrogen/progestin regimens on heart disease risk factors in postmenopausal women. The Postmenopausal Estrogen/Progestin Interventions (PEPI) trial. JAMA 273:199–208

Walsh BW, Kuller LH, Wild RA et al. (1998) Effects of raloxifene on serum lipids and coagulation factors in healthy postmenopausal women. JAMA 279:1445

Weiner CP, Lizasoain I, Baylis SA et al. (1994) Induction of calcium-dependent nitric oxide synthases by sex hormones. Proc Natl Acad Sci USA 91:5212–5216

Wenger NK, Speroff L, Packard B (1993) Cardiovascular health and disease in women. N Engl J Med 329:247–526

Williams JK, Adams MR, Herrington DM, Clarkson TB (1992) Short-term administration of estrogen and vascular responses of atherosclerotic coronary arteries. J Am Coll Cardiol 20:452–457

Wilson PWF, Garrison RJ, Castelli WP (1985) Postmenopausal estrogen use, cigarette smoking, and cardiovascular morbidity in women over 50: the Framingham Study. N Engl J Med 313:1038–1043

10 Ausblick

Seit Jahrzehnten wurde die KHK fälschlich als unbedeutend für die Morbidität und Mortalität der Frau angesehen. Dies hat 2 Gründe:

1. In der Vergangenheit wurden die meisten klinischen Studien mit Patienten im Alter zwischen 40 und 70 Jahren durchgeführt. In der Tat ist in dieser Altersgruppe die Inzidenz der KHK bei Männern höher als bei Frauen, lässt aber unberücksichtigt, dass sie sich bei Frauen jenseits des 70. Lebensjahres an die der Männer angleicht.
2. Die Framingham-Studie zeigte, dass die Angina bei Frauen mit einer relativ guten Prognose verbunden ist. In der Framingham-Studie wurden aber ebenfalls fast ausschließlich Frauen mittleren Lebensalters einbezogen. Hinzu kommt, dass Frauen prinzipiell häufiger an Angina erkranken als Männer, dass aber das Symptom Angina (ohne EKG-Veränderungen, Enzymanstieg oder andere objektive Befunde) schlecht mit der kardiovaskulären Mortalität korreliert.

Tatsache ist: die KHK ist die führende Todesursache der Frau. 30% aller Todesfälle bei Frauen sind auf die KHK zurückzuführen. Mit generell zunehmender Lebensdauer ist sogar mit einem weiteren Anstieg zu rechnen. Trotz eines allmählichen Umdenkens glauben aber selbst noch im 21. Jahrhundert mehr als 50% aller Frauen, das Karzinom, allen voran das Mammakarzinom sei die größte Gesundheitsbedrohung der Frau und stehe an der Spitze der Todesstatistik. In Wirklichkeit aber sterben doppelt so viele Frauen an der KHK wie am Karzinom, und zwischen dem 40. und 60. Lebensjahr sterben genauso viele Frauen am Mammakarzinom wie an der KHK.

Es besteht begründete Hoffnung, dass in der Zukunft die KHK auch bei Frauen als Gesundheitsproblem wahrgenommen wird. Nur dann ist eine adäquate Prävention, frühzeitige Diagnosestellung und rechtzeitige Therapie möglich. Und nur dann kann eine Reduktion der Morbidität und Mortalität erzielt werden. Solange Frauen (und Ärzte) sich nicht bewusst sind, dass die KHK für Frauen eine ernstzunehmende Gesundheitsbedrohung darstellt, werden Frauen weiterhin den Arztbesuch für "kardiale" Beschwerden hinauszögern und Ärzte die Angina entweder als harmlos betrachten oder nicht als solche wahrnehmen. Die Folgen einer verspäteten Diagnose und Therapie sind letztlich eine verminderte Lebensqualität und Lebensdauer.

Den größten Einfluss auf die Senkung der Morbidität und Letalität einer Krankheit hat unabhängig vom Geschlecht die Prävention. Neben der frühzeitigen Erkennung und Behandlung von Risikofaktoren ist die frühe und nichtinvasive Diagnose einer KHK wünschenswert. Verfahren wie die Elektronenstrahlcomputertomographie und Magnetresonanztomographie sind zwar ein erster Schritt in diese Richtung, sind aber bislang noch nicht ausgereift genug, um auch nichtverkalkte atherosklerotische Plaques oder den Schweregrad und/oder die Vulnerabilität einer Stenose erkennen zu können. Wahrscheinlich wird es in absehbarer Zukunft möglich sein, transthorakal mit Hilfe der Echokardiographie (und nicht wie bisher nur mit intravaskulärem Ultraschall) arteriosklerotisch veränderte Koronararterien von normalen zu unterscheiden. Zahlreiche Forschungsprojekte haben zum Ziel, nichtinvasiv stabile von instabilen Plaques und somit die Hochrisikogruppe von der Gruppe mit geringem Risiko trennen zu können. Eine frühe Erkennung und therapeutische Beeinflussung vulnerabler Plaques hätte einen daramtischen Effekt auf die Inzidenz akuter Myokardinfarkte. Das gilt zwar geschlechtsunabhängig für Frauen und Männer, würde aber einen entscheidenden Einfluss nicht nur auf die Krankheitsprognose für die Frau, sondern auch eine weitreichende gesundheitsökonomische und gesundheitspolitische Bedeutung haben.

Auf dem Gebiet der interventionellen Kardiologie wurden in den letzten 20 Jahren enorme technische und auch medikamentöse Fortschritte erzielt. Vor allem wurden die Durchmesser der angewandten Katheter zunehmend kleiner und stehen heute Ballons und Stents mit sehr niedrigem Profil und hoher Flexibilität zur Verfügung. Diese technischen Verbesserungen kamen und kommen in erster Linie den Frauen zugute, da Frauen durchschnittlich einen geringeren Kaliber der Koronargefäße und häufiger vaskuläre Komplikationen (v. a. bei Kathetern mit großem Durchmesser) als Männer haben. In der Zukunft ist mit einem weiteren technischen Fortschritt zu rechnen, was auch eine risikoarme invasive Therapie der älteren (und oft körperlich kleinen und fragilen) Frau ermöglichen wird.

Alle randomisierten sekundären Präventionsstudien mit Östrogenen oder der Kombination von Östrogen mit Progesteron haben die mit ihnen verbundenen positiven Erwartungen nicht erfüllt (Blumenthal et al. 2000). Trotz des theoretisch denkbaren und in zahlreichen Beobachtungsstudien gesehenen kardioprotektiven Effekts treten im ersten Jahr der Einnahme gehäuft thrombembolische Ereignisse auf, und auch die Inzidenz an Myokardinfarkten ist wahrscheinlich erhöht (Daly et al. 1996). Mit der Langzeittherapie, v. a. nach ca. 4 Jahren, ist zwar eine Reduktion der kardiovaskulären Mortalität feststellbar; diese rechtfertigt aber nicht, Frauen einer initial erhöhten Morbidität und Mortalität auszusetzen. Hinzu kommt, dass mit prolongierter Hormoneinnahme die Gefahr des Mammakarzinoms zunimmt. Falls die z. Z. laufenden Studien zur Sekundärprävention der KHK mit Östrogen nicht zu einem gegenteiligen Ergebnis kommen (was eher unwahrscheinlich ist), wird die Hormontherapie zur Sekundärprophylaxe wahrscheinlich verlassen werden. Statine, die neben ihrer lipidsenkenden Wirkung auch vermutlich plaquestabilisierende und entzündungshemmende Eigenschaften haben, werden mit großer Wahrscheinlichkeit einen höheren Stellenwert einnehmen, zumal die Entzündung bei der Pathogenese des akuten Koronarsyndroms und des Myokardinfarktes bei Frauen eine größere Rolle zu spielen scheint als bei Männern. Diese Annahme wird von der Beobachtung untermauert, dass Frauen einen größeren Nutzen von der Therapie mit Statinen bei der Sekundärprävention haben als Männer (Sacks et al. 1996). Östrogene und die Kombination Östrogen/Progesteron könnten bei der Primärprophylaxe der KHK aber bedeutsam werden. Die in zahlreichen Tierversuchen und epidemiologischen Studien nachgewiesenen positiven Wirkungen, wie z. B. die günstige Beeinflussung des Fettstoffwechsels und der Vasoreaktivität, sind nicht von der Hand zu weisen. Die 2 z. Z. laufenden Studien, die Women's-Health-Initiative und die WISDOM-(Medical-Research-Council-sponsored-Women's-International-

Study-of-long-Duration-Ostrogen-after-the-Menopause-)Studie, werden in naher Zukunft vorliegen und richtungsweisend sein.

Frauen haben eine geringere Inzidenz eines plötzlichen Herztodes als Männer, eine geringere Inzidenz eines idiopathischen Vorhofflimmerns und zyklusabhängig eine geringere Inzidenz paroxysmaler supraventrikulärer Tachykardien (Rubart u. von der Lohe 1998). Die Ursachen sind bislang nicht geklärt. Zum Teil (v. a. die geringere Inzidenz am plötzlichen Herztod) mag die geringere Prävalenz der KHK bei jungen Frauen und Frauen mittleren Lebensalters eine Rolle spielen. Unterschiede in den elektrophysiologischen Eigenschaften des Herzens – möglicherweise als Folge langdauernder Östrogenwirkung – liegen eventuell diesen Geschlechtsunterschieden zugrunde. So konnte z. B. experimentell gezeigt werden, dass die Dichte kardialer Kalziumkanäle von der Anzahl der Östrogenrezeptoren und somit indirekt vom Östrogenspiegel reguliert wird. Bei einem relativen Östrogenmangel (z. B. in der Menopause) liegt eine hohe Dichte an Kalziumionenkanälen vom L-Typ vor, was mit einer Repolarisationverlängerung in den ventrikulären Myozyten und somit potenziell mit einem gehäuften Auftreten von Arrhythmien einhergeht (Johnson et al. 1997). Darüber hinaus scheinen östrogenbedingte Veränderungen des autonomen Nervensystems einen Einfluss auf die geschlechtsbedingten Unterschiede im Auftreten von Arrhythmien zu haben. Zum Beispiel erhöhen Östrogene die basale Stickmonooxid-(NO-)Produktion, was wiederum zu einer Inhibierung sympathischer und Stimulation vagaler Neurotransmitter führt (Elvan et al. 1997). Dieser Mechanismus ist möglicherweise für die zyklusabhängige Häufigkeit paroxysmaler supraventrikulärer Tachykardien bei prämenopausalen Frauen verantwortlich (Rosano et al. 1996).

Bislang steht die Erforschung der Geschlechtsunterschiede der kardialen Arrhythmien und deren mögliche Beeinflussung durch Hormone ganz am Anfang und nur wenig ist bisher gesichert. Es ist zu hoffen, dass die Kombination von tierexperimenteller und klinischer Forschung in der nahen Zukunft Einblicke und Therapieansatzpunkte auf diesem komplexen Gebiet erlaubt.

Literatur

Blumenthal RS, Zacur HA, Reis SE, Post WS (2000) Beyond the null hypothesis – Do the HERS results disprove the estrogen/coronary heart disease hypothesis? Am J Cardiol 85:1015–1017

Daly E, Vessey MP, Hawkins MM et al. (1996) Risk of venous thromboembolism in users of hormone replacement therapy. Lancet 348:977

Elvan A, Rubart M, Zipes DP (1997) NO modulates autonomic effects on sinus discharge rate and AV-nodal conduction in open-chest dogs. Am J Physiol 272:H263–H271

Grady D, Wenger NK, Herrington D et al. (2000) Postmenopausal hormone therapy increases risk for venous thrombembolic disease. The Heart and Estrogen/progestin Replacement Study. Ann Intern Med 132:689–696

Johnson BD, Zheng W, Korac KS et al. (1997) Increased expression of the cardiac L type calcium channel in estrogen receptor-deficient mice. J Gen Physiol 110:135–140

Mendelsohn ME, Karas RH (1999) The protective effects of estrogen on the cardiovascular system. N Engl J Med 340:1801

Ridker PM, Hennekens CN, Rifai N et al. (1999) Hormone replacement therapy and increased plasma concentration of C-reactive protein. Circulation 100:713

Rosano GM, Leonardo F, Sarrel PM et al. (1996) Cyclical variation in paroxysmal supraventricular tachycardia in women. Lancet 347:786–788

Rubart M, von der Lohe E (1998) Sex steroids and cardiac arrhythmia: More questions than answers. J Cardiovasc Electrophyiol 9:665–667

Sacks FM, Pfeffer MA, Moye et al. (1996) The effect of pravastatin on coronary events after myocardial infarction in patients with average cholesterol levels. N Engl J Med 335:1001–1009

Weiner CP, Lizasoain I, Baylis SA et al. (1994) Induction of calcium-dependent nitric oxide synthases by sex hormones. Proc Natl Acad Sci U S A 91:5212–5216